Mansi Tyagi
Vivek Rana
Nikhil Srivastava

Irrigantes do canal radicular em dentes decíduos

Mansi Tyagi
Vivek Rana
Nikhil Srivastava

Irrigantes do canal radicular em dentes decíduos

Imprint
Any brand names and product names mentioned in this book are subject to trademark, brand or patent protection and are trademarks or registered trademarks of their respective holders. The use of brand names, product names, common names, trade names, product descriptions etc. even without a particular marking in this work is in no way to be construed to mean that such names may be regarded as unrestricted in respect of trademark and brand protection legislation and could thus be used by anyone.

Cover image: www.ingimage.com

This book is a translation from the original published under ISBN 978-620-2-07991-4.

Publisher:
Sciencia Scripts
is a trademark of
Dodo Books Indian Ocean Ltd. and OmniScriptum S.R.L publishing group

120 High Road, East Finchley, London, N2 9ED, United Kingdom
Str. Armeneasca 28/1, office 1, Chisinau MD-2012, Republic of Moldova, Europe
Printed at: see last page
ISBN: 978-620-8-03605-8

ÍNDICE

CAPÍTULO 1. INTRODUÇÃO 2

CAPÍTULO 2. REVISÃO DA LITERATURA 7

CAPÍTULO 3. DISCUSSÃO 18

CAPÍTULO 4. RESUMO E CONCLUSÃO 47

REFERÊNCIAS 50

CAPÍTULO 1. INTRODUÇÃO

O tratamento do canal radicular é um procedimento que utiliza tratamentos químicos e mecânicos biologicamente aceitáveis no sistema de canais radiculares para eliminar doenças pulpares e perirradiculares e para promover a cicatrização e a reparação dos tecidos perirradiculares. É um tratamento para reparar e salvar um dente muito danificado ou infetado em vez de o remover.[1] Um sistema de canais radiculares limpo, juntamente com um selamento tridimensional, é o caminho do clínico para o sucesso, uma vez que os microrganismos e os seus produtos são considerados a principal causa de patologia pulpar e periapical.[2] Um tratamento endodôntico bem-sucedido requer a combinação de uma variedade de factores, tais como um diagnóstico preciso, uma limpeza minuciosa, um protocolo de desinfeção previsível obtido com a ajuda de vários medicamentos intracanais e soluções de irrigação, seguido da obturação do espaço pulpar e, finalmente, da restauração.[3] No entanto, existe uma diferença anatómica entre os dentes decíduos e os permanentes no que diz respeito ao tamanho e à morfologia interna e externa.[4] O tratamento endodôntico dos dentes decíduos é considerado altamente complicado, uma vez que os dentes decíduos apresentam uma geometria interna bizarra e outras caraterísticas como a conexão furca, a anastomose horizontal e os canais tortuosos, que não são comuns nos dentes permanentes.[5] A recente técnica de imagiologia mostrou que alguma parte dos espaços pulpares permanece não instrumentada apenas com a preparação mecânica. Por conseguinte, a irrigação e a instrumentação complementam-se mutuamente no desbridamento e desinfeção completos do canal radicular.[6]

A irrigação é atualmente o melhor método de lubrificação, destruição de micróbios e remoção de restos de tecido, com detritos de dentina durante a instrumentação. O simples ato de irrigar permite a lavagem de materiais soltos, necróticos e contaminados, antes que estes sejam inadvertidamente empurrados para mais fundo no canal e nos tecidos apicais, comprometendo o tecido periapical e o botão permanente.[7] A razão subjacente à utilização de irrigantes do canal radicular é evitar a irritação que pode ocorrer devido a vários irritantes físicos e químicos.

Um irrigante ideal para o canal radicular deve ter um amplo espetro antimicrobiano, elevada eficácia contra microrganismos anaeróbios e facultativos organizados em biofilmes, capacidade de dissolver restos de tecido pulpar necrótico, capacidade de inativar endotoxinas, capacidade de impedir a formação de uma camada de esfregaço durante a instrumentação ou de dissolver esta última depois de formada, não ser sistemicamente tóxico quando entra em contacto com tecidos vitais, não ser cáustico para os tecidos periodontais e ter um potencial reduzido para provocar uma reação anafiláctica.[2]Existem muitos irrigantes dos canais radiculares, incluindo hipoclorito de sódio, peróxido de hidrogénio, gluconato de clorexidina, EDTA, etc., que demonstraram uma eficácia adequada no desempenho clínico.

O hipoclorito de sódio é mais conhecido pela sua forte atividade antibacteriana, uma vez que mata as bactérias muito rapidamente, mesmo em concentrações baixas[2] , mas tem sido criticado pelo seu sabor desagradável, toxicidade relativa e incapacidade de remover a camada de esfregaço.[9,10] A utilização recomendada de NaOCl para a irrigação do canal é de 0,5-1% em vez da solução de 5,25%[11] .

O gluconato de clorexidina (CHX) tem sido utilizado há muito tempo em medicina dentária devido às suas propriedades antimicrobianas, à sua substantividade, à sua toxicidade relativamente baixa e ao seu amplo espetro antimicrobiano. A CHX não possui a capacidade de dissolução de tecidos, que é uma das vantagens óbvias do NaOCl.[12-13] Embora os estudos in vitro tenham demonstrado que o efeito antibacteriano da CHX contra E. faecalis é superior ao do NaOCl, ainda não existem estudos in vivo que confirmem a melhor atividade da CHX contra esta espécie resistente também no canal radicular infetado.[2]

Os agentes quelantes, como o ácido etileno diamino tetra acético (EDTA), o ácido cítrico e a tetraciclina, são utilizados para a remoção da porção inorgânica da smear layer.[14] A irrigação com EDTA a 17% durante 1 minuto, seguida de um enxaguamento final com NaOCl, é recomendada para a remoção da smear layer, mas a sua exposição prolongada pode causar a remoção da dentina peritubular e da dentina intra-tubular. O EDTA tem um efeito antibacteriano nulo ou mínimo.[15]

O BioPure MTAD foi introduzido na medicina dentária como irrigante final para a remoção da smear layer[16] e provou ser eficaz na eliminação de microrganismos resistentes e proporcionar uma atividade antimicrobiana sustentada.[17] Foi registada uma erosão mínima da dentina intra-radicular após a irrigação final do canal com MTAD.[18] Torabinejad et al desenvolveram um irrigante com propriedades quelantes e antibacterianas combinadas. O MTAD (uma mistura de isómero de tetraciclina, ácido e detergente) é um novo produto na procura de um melhor irrigante do canal radicular, com um pH tão baixo como 2,15.[16] O protocolo recentemente revisto para a utilização clínica do MTAD aconselha uma irrigação inicial durante 20 minutos com NaOCl a 1,3%, seguida de um enxaguamento final de 5 minutos com MTAD[18] . No entanto, o MTAD é mais caro do que outros irrigantes dos canais radiculares e tem um prazo de validade curto, devendo ser utilizado no prazo de 48 horas, mesmo se for refrigerado.[19] O peróxido de hidrogénio (H_2O_2) foi utilizado durante muitos anos como irrigante endodôntico e está a ser amplamente utilizado para desinfeção e esterilização.[20] É um líquido claro e incolor que é utilizado numa variedade de concentrações em medicina dentária, variando de 1% a 30%. Quando combinado com hipoclorito de sódio, cria

efervescência, que se pensa facilitar a remoção de detritos. O H2O2 é ativo contra vírus, bactérias,

leveduras e até esporos bacterianos.

Infelizmente, em concentrações elevadas, não é bem tolerado no organismo e pode desempenhar um

papel no desenvolvimento da reabsorção cervical. Não existem muitas provas que apoiem a utilização

do peróxido de hidrogénio como irrigante endodôntico.[2]

O ácido maleico é um ácido orgânico suave utilizado como condicionador ácido em dentisteria

adesiva. A irrigação final com ácido maleico a 7% durante 1 min foi mais eficaz do que o EDTA a

17% na remoção da smear layer do terço apical do sistema de canais radiculares.[21] Alguns irrigantes

à base de plantas também estão disponíveis no mercado, como o Triphala e os polifenóis do chá verde

(GTP), a camomila alemã e o óleo da árvore do chá. O Triphala é uma das mais conhecidas

formulações indianas à base de plantas ayurvédicas que consiste em frutos secos e em pó de três

plantas medicinais, nomeadamente a TerminaliaBellerica, a TerminaliaChebula e a Emblica

Officinalis.[22] O Triphala conseguiu matar 100% da E. faecalis aos 6 minutos. O Triphala contém

frutos ricos em ácido cítrico, que podem ajudar na remoção da camada de esfregaço. Os polifenóis

do chá verde têm propriedades antioxidantes, anticariogénicas e anti-inflamatórias significativas.

Pode ser utilizado como um agente antiplaca eficaz devido às suas propriedades antioxidantes e pode

inibir eficazmente a formação de biofilme.[23] Duas plantas medicinais, ou seja, o extrato de camomila

alemã e o óleo da árvore do chá, podem desinfetar o sistema de canais radiculares com menos

toxicidade quando utilizados como irrigantes.[24] De acordo com um estudo, o Própolis e a

MorindaCitrifolia foram eficazes contra a E. faecalis na dentina de dentes extraídos.[25] A

MorindaCitrifolia parece ser o primeiro sumo identificado como uma possível alternativa ao NaOCl como irrigante intracanal. Um estudo efectuado em dentes primários mostrou que, para a irrigação do canal radicular, o miswak pode ser um bom substituto natural do hipoclorito de sódio.[26]

Muitos autores concluíram que, para eliminar as bactérias dos canais radiculares de forma previsível, é obrigatória a ação de suporte do agente desinfetante. Assim, um irrigante deve idealmente destruir os microrganismos e neutralizar os seus produtos sem danificar os tecidos do hospedeiro. A utilização dos melhores irrigantes possíveis durante o preparo quimio-mecânico é de grande importância. Por isso, esta dissertação bibliográfica foi planeada com o objetivo de conhecer os vários irrigantes dos canais radiculares utilizados em dentes decíduos.

CAPÍTULO 2. REVISÃO DA LITERATURA

A utilização de agentes químicos durante a instrumentação para limpar completamente todos os aspectos do sistema de canais radiculares é a chave para o sucesso do tratamento endodôntico. A irrigação é complementar à instrumentação, facilitando a remoção de tecido pulpar e/ou microorganismos. A irrigação desempenha um papel importante.

Algumas das revisões da literatura apresentadas por diferentes autores para diferentes soluções de irrigação são indicadas a seguir:

- Foi efectuado um estudo por **Oncag O et al**[27] **(2003)** em molares primários para comparar as propriedades antibacterianas e a toxicidade do hipoclorito de sódio (NaOCl) a 5,25%, do gluconato de clorexidina a 2% e da cetrimida a 0,2%. Os autores concluíram que a cetrimida e a clorexidina a 2% são mais eficazes e têm mais efeitos antibacterianos residuais e menor toxicidade do que a solução de NaOCl a 5,25%.

- Uma avaliação in vitro da citotoxicidade de vários irrigantes endodônticos em fibroblastos gengivais humanos foi efectuada por **Brian D et al**[28] **no ano de 2005,** em que os fibroblastos gengivais humanos foram cultivados em meio Eagle modificado de Dulbecco (DMEM) contendo 10% de soro fetal bovino a 37°C e 5% de CO_2 . Os seguintes irrigantes foram testados em várias concentrações: Hipoclorito de sódio (NaOCl), iodeto de potássio e iodo (IKI), Betadine scrub (BS), hidróxido de cálcio [$Ca(OH)_2$], dióxido de cloro (SCD) e meio de águia modificado de Dulbecco (DMEM). Os autores concluíram que o IKI e o $Ca(OH)_2$ foram significativamente menos citotóxicos do que o SCD, o NaOCl e o BS e são bem tolerados pelos fibroblastos gengivais humanos.

- **Dunavent T R et al**[29] **(2006)** efectuaram um estudo para "comparar a eficácia dos irrigantes dos canais radiculares contra o biofilme de E. faecalis utilizando um novo sistema de testes in vitro".

Concluíram que o hipoclorito de sódio a 1% (NaOCl) e o hipoclorito de sódio a 6% (NaOCl) foram

mais eficazes na eliminação do biofilme de E. faecalis do que outras soluções testadas no estudo.

• **Sena N T et al[30] no ano de 2006** realizaram um estudo invitro sobre a atividade antimicrobiana

do hipoclorito de sódio e da clorexidina contra biofilmes de uma única espécie selecionada. No

estudo, o biofilme de E. faecalis, staphylococcus aureus e candida albicans foi gerado numa

membrana de nitrato de celulose colocada em placas de ágar. Os biofilmes foram depois imersos em

irrigantes endodônticos durante 30 segundos, 5, 10, 15, 30 e 60 minutos e as amostras foram

comparadas quanto ao crescimento bacteriano. Os autores concluíram que a agitação mecânica

melhorou as propriedades antimicrobianas das substâncias químicas testadas utilizando o modelo de

biofilme, favorecendo o agente em apresentação líquida, especialmente o hipoclorito de sódio

(NaOCl) a 5,25% e a clorexidina a 2%.

• **No ano de 2007, Trisha A et al[31]** realizaram um estudo "Para determinar o efeito antimicrobiano

da mistura de ácido de tetraciclina e detergente (MTAD), hipoclorito de sódio (NaOCl), doxiciclina

e ácido cítrico em E. faecalis" e concluíram que, no modelo de dente bovino, a doxiciclina e o NaOCl

produziram um efeito antimicrobiano significativamente maior do que o controlo salino. O ácido

cítrico e o MTAD foram superiores contra E. faecalis ao nível superficial da dentina, mas ao nível

mais profundo apenas o NaOCl foi superior. No modelo de difusão em ágar, o NaOCl produziu menos

zonas de inibição do que o MTAD e a doxiciclina.

• **Johal S et al[32] (2007)** efectuaram um estudo para "Comparar a eficácia antimicrobiana de 1,3%

de hipoclorito de sódio (NaOCl)/BioPure MTAD, com 5,25% de NaOCl e 15% de ácido etilenodiamino tetra-acético (EDTA) para irrigação do canal radicular" e concluíram que 5.25% de NaOCl e 15% de EDTA mostraram uma desinfeção consistente do canal radicular infetado, enquanto a combinação de 1,3% de NaOCl/BioPure MTAD só conseguiu eliminar completamente ou 50% de E. faecalis do canal contaminado.

* **Radeva E et al[33] em 2007** efectuaram um "Estudo in vitro para avaliar a eficácia dos irrigantes intracanais utilizados na eliminação da candida albicans". Os autores concluíram que a maior zona de inibição foi observada com hipoclorito de sódio a 6% (NaOCl), seguido de ácido etileno diamino tetra acético a 17% (EDTA), clorexidina a 2% (CHX), NaOCl a 3% e a menor zona foi observada com peróxido de hidrogénio a 3% ($H O_{22}$).

* **Mohammadi Z et al[34]** efectuaram um estudo invitro **no ano de 2007** para comparar a atividade antimicrobiana e a substantividade de três concentrações de doxiciclina em infecções da dentina da raiz de bovinos contra E. faecalis, que são 100 mg/ml de solução de cloridrato de doxiciclina, 50 mg/ml de cloridrato de doxiciclina e 10 mg/ml de solução de cloridrato de doxiciclina. Os autores afirmaram que a substantividade antimicrobiana de 100mg/ml de doxiciclina foi significativamente maior do que a sua concentração mais baixa.

* Outro estudo foi feito sobre a "Capacidade de dissolução tecidual de vários irrigantes endodônticos em tecido pulpar bovino" por **Khademi A et al[35]** no ano **de 2007**. Os autores chegaram à conclusão de que o efeito de dissolução tecidual do hipoclorito de sódio (NaOCl) a 5,25% foi estatisticamente maior do que o de todas as outras soluções. O gluconato de clorexidina apresentou o efeito de dissolução mais fraco. Não foram observadas diferenças significativas entre os efeitos de dissolução da solução salina normal ou da mistura de ácido tetraciclínico e detergente (MTAD).

- **Hanan A et al**[36] **no ano de 2008** realizaram um estudo para "Avaliar o efeito in vitro de diferentes variáveis, o sistema de distribuição, o contacto da superfície com o irrigante, a frequência de mudança do irrigante e o volume total do irrigante de hipoclorito de sódio na eliminação de E. faecalis utilizando instrumentos rotativos e irrigação ultra-sónica passiva intermitente (IPUI). Os resultados do estudo mostraram que a ação de lavagem, o maior volume de irrigante de hipoclorito de sódio e o aumento do tempo de contacto do irrigante, combinados com a instrumentação rotativa e a IPUI, melhoraram a eliminação de E. faecalis do canal radicular.

- **Shahrokh S et al**[37] **(2008)** efectuaram um estudo em que a clorexidina foi adicionada ou substituiu a doxiciclina para comparar as três formulações (MTAD, clorexidina e doxiciclina) quanto à sua eficácia antibacteriana contra uma estirpe de E. faecalis. Os autores concluíram que a adição de clorexidina não teve um impacto negativo na eficácia da mistura de ácido isómero de tetraciclina e detergente (MTAD). A substituição deste agente antimicrobiano por doxiciclina reduziu significativamente a eficácia da solução na eliminação de E. faecalis em comparação com a MTAD contendo doxiciclina.

- **Ahangari Z**[38] et al, em **2008**, realizaram um estudo "Atividade antimicrobiana de três irrigantes de canais radiculares no enterococcus faecalis: um estudo in vitro". No estudo, compararam os efeitos antimicrobianos do hipoclorito de sódio (NaOCl) a 2,5%, do gluconato de clorexidina (CHX) a 2% e do BioPure MTAD em canais radiculares contaminados com Enterococcus faecalis de dentes humanos extraídos. Os autores afirmaram que as três soluções tiveram um efeito antimicrobiano aceitável sobre o E. faecalis.

- **Nosrat A et al**[39] no ano **de 2009** efectuaram um estudo sobre "O efeito do Carvacrol no

Enterococcus faecalis como irrigante final". Os autores verificaram que o Carvacrol a 0,6%

desinfectava eficazmente os canais radiculares. Eles também sugeriram que, devido às qualidades

anti-inflamatórias, ele poderia ser usado como uma alternativa aceitável ao hipoclorito de sódio

(NaOCl).

• **Prabhakar J et al[40] (2010)** realizaram um estudo in vitro para avaliar a eficácia antimicrobiana

de alternativas à base de plantas (trifala e polifenóis do chá verde), mistura de ácido de tetraciclina e

detergente (MTAD) e hipoclorito de sódio a 5% contra o biofilme de Enterococcus faecalis formado

no substrato dentário" e concluíram que a trifala, os polifenóis do chá verde e o MTAD apresentaram

uma atividade antibacteriana estatisticamente significativa. A utilização de alternativas à base de

plantas como irrigante do canal radicular pode revelar-se vantajosa, tendo em conta as várias

caraterísticas indesejáveis do NaOCl.

• **Hariharan VS et al[41] (2010)** realizaram um estudo de microscopia eletrónica para medir a

"Eficácia de vários irrigantes de canais radiculares na remoção da smear layer nos canais radiculares

primários após instrumentação manual". De acordo com os autores, a imagem resultante deste estudo

mostrou que, entre os irrigantes testados, o ácido cítrico teve a melhor eficácia para remover a camada

de smear layer sem alterar as estruturas dentinárias normais, o que foi apoiado pelas pontuações

médias de smear mais baixas (P>0,001) do que os outros irrigantes testados. As imagens do grupo do

ácido etilenodiamino tetraacético (EDTA) a 10% + hipoclorito de sódio a 5,25% mostraram que,

apesar de ter removido a camada de smear layer, afectou negativamente a estrutura dentinária através

da conjugação dos túbulos dentinários, da erosão da dentina peritubular e da quebra da dentina

intertubular.

- **Nara A et al**[42] no ano **de 2010** efectuaram uma avaliação comparativa da eficácia antimicrobiana da mistura de ácido de tetraciclina e detergente (MTAD), hipoclorito de sódio a 3% (NaOCl) e própolis contra E. faecalis. Chegaram à conclusão de que o MTAD era mais eficaz do que o NaOCl a 3% e o própolis contra E. faecalis.

- Uma "avaliação comparativa da atividade antimicrobiana do miswak, própolis, hipoclorito de sódio e solução salina como irrigantes do canal radicular através de cultura microbiana e quantificação em dentes decíduos cronicamente expostos" foi feita por **Shingare P et al**[26] **em 2011.** Os autores analisaram estatisticamente os resultados e chegaram à conclusão de que o miswak poderia ser um bom substituto natural do hipoclorito de sódio e do soro fisiológico.

própolis como irrigante de canais radiculares.

- **Sighal Pet al**[43] ' no ano de **2012** realizaram um estudo para verificar a avaliação comparativa da eficácia do Carisolv™ , do gel de hipoclorito de sódio (NaOCl) a 1% e da solução de NaOCl a 1% como irrigantes do canal radicular em dentes anteriores decíduos. Os autores concluíram que a solução de NaOCl, o gel de NaOCl e o Carisolv™ tiveram atividade comparável no terço coronal e no terço médio dos canais radiculares. No terço apical, a melhor solução irrigante que limpou o canal foi a solução de NaOCl, seguida pelo Carisolv™ e depois pelo gel de NaOCl.

- Foi efectuado um estudo experimental por **Stojicic S et al**[44] **(2012)** para verificar a capacidade antibacteriana e de remoção da smear layer de um novo irrigante, QMiX (combinação de MTAD e clorexidina). No estudo, Enterococcus faecalis e bactérias da placa mista foram expostos a QMiX, 2% de clorexidina (CHX), mistura de ácido de tetraciclina e detergente (MTAD) e 1% de hipoclorito de sódio (NaOCl) durante 5 s, 30 s e 3 min. A conclusão final dos autores foi que o QMiX e o NaOCl foram superiores à CHX e ao MTAD em condições laboratoriais na eliminação de E. faecalis e bactérias da placa bacteriana em cultura planctónica e de biofilme.

- **Srikumar GPV et al[45] (2013)** realizaram um estudo sobre a "Mistura de ácido tetraciclina e detergente para avaliar as propriedades do MTAD quanto à sua eficiência antibacteriana, biocompatibilidade, ação quelante com remoção da camada de esfregaço endodôntico e compará-lo com outros irrigantes dos canais radiculares habitualmente utilizados, como o hipoclorito de sódio, o ácido etilenodiaminotetracético, o peróxido de hidrogénio e a clorexidina. Por fim, os autores concluíram que o MTAD foi considerado um irrigante intracanal altamente eficaz em comparação com outros irrigantes de canais radiculares comummente utilizados, com uma excelente desinfeção de todo o sistema de canais radiculares.

- **Gandi P et al[46]** no ano **de 2013** realizaram um estudo sobre a avaliação da eficácia antibacteriana do omeprazol com hipoclorito de sódio como solução de irrigação endodôntica em ratos Winstor para determinar a eficácia antimicrobiana do inibidor da bomba de protões em combinação com hipoclorito de sódio e mistura de ácido de tetraciclina e detergente (MTAD) contra E. Faecalis. Por fim, concluíram que a associação de Omeprazol com NaOCl mostrou uma eficácia antibacteriana superior contra Enterococcus faecalis em comparação com MTAD.

- Um estudo sobre o "Efeito antimicrobiano da água ozonizada, hipoclorito de sódio e gluconato de clorexidina em canais radiculares de molares primários" foi realizado por **Goztas Z et al[47]** em **2014,** no qual determinaram o efeito antimicrobiano da água ozonizada, água ozonizada com ultra-sons, hipoclorito de sódio e clorexidina (CHX) em canais radiculares primários humanos contaminados por Enterococcus faecalis (E. faecalis). Os autores finalmente concluíram que devido ao ozono aquoso que não demonstra citotoxicidade e alta biocompatibilidade pode ser usado como agente de irrigação do canal radicular primário, especialmente para pacientes pediátricos. A CHX pode ser considerada como um agente de irrigação alternativo em vez do NaOCl devido à sua substantividade.

• **Nascimento CA et al[48] (2014)** realizaram um estudo para verificar a atividade antimicrobiana de irrigantes de canais radiculares associados à cetrimida contra o biofilme e o Enterococcus faecalis planctônico".As soluções 2.Foram avaliadas as soluções hipoclorito de sódio a 5% (NaOCl) , NaOCl a 2,5% + cetrimida a 0,2% (CTR) , clorexidina a 2% (CHX) , CHX a 2% + cetrimida a 0,2% (CTR) , CTR a 0,2% e QMiX (associação de MTAD e clorexidina). Os biofilmes de E. faecalis foram induzidos durante 14 dias em blocos de dentina bovina. Os irrigantes foram avaliados após contacto com a suspensão de E. faecalis e o biofilme durante 1 e 3 minutos. Os autores concluíram que a adição de CTR às soluções de CHX e NaOCl não melhorou a atividade antimicrobiana contra o biofilme.

• Foi realizado um estudo por **Neelkantan et al[49]** no ano **de 2014** para avaliar a atividade antibiofilme de três protocolos de irrigação que foram divididos em três grupos O grupo 1 contém 6% de hipoclorito de sódio (NaOCl) + 18% de ácido etidrónico na proporção de 1:1, o grupo 2 contém hipoclorito de sódio a 3% (NaOCl) seguido de 17% de ácido etilenodiamino tetra-acético (EDTA) e o grupo 3 consiste em 3% de NaOCl seguido de 17% de EDTA e uma irrigação final de NaOCl a 3%, enquanto que a solução salina é utilizada como controlo. Os três grupos são activados por ultra-sons, laser de díodo ou laser de Ertrium: yttrium aluminium garnet (laser Er:YAG). Os autores concluíram que a utilização de NaOCl após ou em combinação com um quelante causou a maior redução de E. faecalis. A ativação do laser de díodo e do laser de Er:YAG foram superiores aos ultra-sons na desinfeção dos túbulos dentinários.

- **Cristo JE et al[50] em 2015** propuseram um estudo para verificar a eficácia de baixas concentrações de hipoclorito de sódio e irrigação activada por laser de baixa potência de Ertrium(Er), crómio: ítrio escândio gálio granada (Cr:YSGG) contra um biofilme de Enterococcus faecalis. Os autores concluíram que o número médio de células recuperadas do grupo de irrigação com seringa de NaOCl a 1% (SI) foi significativamente superior ao do grupo de irrigação activada por laser de NaOCl a 4% (LAI). Dentro das limitações deste estudo laboratorial, a ativação por laser Er,Cr:YSGG de baixa potência (0,5 W) não melhorou o efeito antibacteriano de baixas concentrações de hipoclorito de sódio.

- **Mohmmad Z[51] , em 2015,** realizou um estudo para avaliar os efeitos dos irrigantes dos canais radiculares na forma planctónica (forma flutuante unicelular) de Enterococcus faecalis. No seu estudo, utilizaram hipoclorito de sódio, clorexidina, MTAD e Tetraclean contra E. faecalis e verificaram que tanto o hipoclorito de sódio como a clorexidina foram muito eficazes contra E. faecalis. Os outros irrigantes discutidos (MTAD e tetraclean) também foram eficazes contra a E. faecalis tanto no teste de difusão em ágar como em experiências com modelos dentários.

- Um estudo invitro foi conduzido por **Wu Z et al[52]** no ano **de 2016** para avaliar as actividades antibacterianas e antimicrobianas residuais de cinco irrigantes de canais radiculares, incluindo Qmix (combinação de MTAD e clorexidina), MTAD (mistura de um ácido de tetraciclina e detergente), 0,2% de cetrimida (CTR), 2% de clorexidina (CHX) e 17% de ácido etileno diaminotetracético (EDTA) e para encontrar o melhor

Os autores concluíram que Qmix, MTAD, CTR e CHX tinham uma atividade antimicrobiana, mas não conseguiam destruir completamente o Enterococcus faecalis.

- **Meyer S et al**[53] **em 2016** realizaram um estudo para avaliar o efeito da irrigação activada por laser no biofilme em canais radiculares artificiais. Os autores chegaram à conclusão de que, dentro das limitações desta configuração in vitro, a irrigação activada por laser removeu mais biofilme do que a irrigação activada por ultra-sons quando se utiliza soro fisiológico como irrigante.

- **Borzini et al**[54] no ano **de 2016** analisaram a literatura sobre agentes quimioterápicos (mistura de ácido isómero de tetraciclina e detergente, clorexidina) e extratos de plantas (vinagre de maçã, uncaria tomentosa, própolis e extrato de gengibre) como irrigantes do canal radicular. Concluíram que muitos dos estudos sobre agentes quimioterápicos e extractos de plantas provaram ser uma alternativa potencial ao NaOCl para o tratamento biomecânico do espaço endodôntico.

- **BabaJi P et al**[55] (2016) efectuaram uma avaliação comparativa in vitro do efeito antimicrobiano de irrigantes de canais radiculares à base de plantas (Morinda citrifolia, Azadirachta indica, Aloe vera) com hipoclorito de sódio. Os autores concluíram que a zona inibitória mais elevada contra E. faecalis foi observada no NaOCl, seguido pelo extrato de M. citrifolia e A. indica, e a menor pelo extrato de Aloevera. Por conseguinte, estes irrigantes podem ser utilizados como soluções de irrigação dos canais radiculares.

- **Reyhani M et al**[56] (2016) efectuaram um estudo sobre a eficácia antimicrobiana de diferentes concentrações de hipoclorito de sódio no biofilme de Enterococcus faecalis em diferentes fases de desenvolvimento. Os autores utilizaram hipoclorito de sódio a 1%, 2,5% e 5% na eliminação de biofilmes de E. faecalis em diferentes estágios de desenvolvimento. Concluíram que 2,5% e 5% de NaOCl eliminaram completamente os biofilmes de E. faecalis nas três fases de desenvolvimento do biofilme, ao passo que 1% de NaOCl resultou em reduções de 85,73%, 81,88% e 78,62% nas contagens bacterianas em biofilmes com 4, 6 e 10 semanas, respetivamente.

• No **ano de 2017**, foi realizado um estudo comparativo por **Kim SW et al**[57] para verificar a atividade antibacteriana do urushiol (extrato natural da árvore de laca) e do hipoclorito de sódio (NaOCl) contra Enterococcus faecalis (E. faecalis). Concluíram que o urushiol a 10% e a solução de NaOCl a 6% tinham uma poderosa atividade antibacteriana contra E. faecalis quando utilizados como irrigantes de canais radiculares.

• **Dubey S et al**[58] **em 2017** avaliaram e compararam a eficácia antimicrobiana de três irrigantes de canais radiculares selecionados (BioPure MTAD, metronidazol, aztreonam) contra micróbios. O resultado do estudo mostrou que o BioPure MTAD é o irrigante de canal radicular mais eficaz, no entanto, o metronidazol e o aztreonam mostraram o efeito antibacteriano máximo contra anaeróbios obrigatórios, aumentando a sua possibilidade de ser utilizado como irrigante de canal radicular no futuro.

CAPÍTULO 3. DISCUSSÃO

O principal objetivo da investigação biológica aplicada a uma disciplina clínica é fornecer uma base científica para o diagnóstico e tratamento de uma determinada doença, ajudando a resolver problemas clínicos e aumentando a eficácia da terapia. Os microrganismos são essenciais para o desenvolvimento da doença peri-radicular e são os principais factores causais associados ao insucesso endodôntico. Estes microrganismos obtêm o seu suprimento nutricional dos tecidos pulpares vitais, degenerados e necróticos, da saliva da boca, das proteínas séricas dos tecidos perirradiculares e dos metabolitos de outras bactérias.

A moldagem e a limpeza do canal radicular constituem uma das fases mais importantes da terapia endodôntica. A instrumentação do canal reduz em grande medida o conteúdo microbiano do canal radicular. Uma das fases negligenciadas do tratamento endodôntico é a irradicação de microrganismos e a remoção completa de fragmentos minúsculos de detritos orgânicos, tecido necrótico, restos de polpa e aparas dentinárias dos canais radiculares.

As soluções de irrigação aumentam a eliminação bacteriana e facilitam a remoção de resíduos de tecido do canal. A maioria das soluções irrigantes também apresenta atividade antimicrobiana e pode causar a remoção da camada de smear layer. Os irrigantes desempenham uma importante função física e biológica durante a terapia endodôntica e a sua ação é mais significativa do que a proporcionada pela utilização de medicamentos intracanais.

Objectivos da irrigação do canal radicular

As bactérias presentes nas camadas mais profundas da dentina radicular infetada podem, por vezes, permanecer mesmo após o tratamento convencional dos canais radiculares e, ocasionalmente, causar complicações periapicais.[59] Estas bactérias devem ser eliminadas para garantir um resultado bem sucedido. Vários medicamentos, incluindo anti-sépticos e antibióticos sob a forma de irrigantes, têm sido utilizados no tratamento dos canais radiculares para eliminar os microrganismos residuais dos túbulos dentinários, pelo que os principais objectivos dos irrigantes são:

- Limpeza e modelação do canal

- Desinfeção completa do espaço pulpar

Propriedades ideais de um irrigante

Um irrigante ideal deve ter a maioria dos requisitos ideais. No entanto, nenhuma das soluções de irrigação atualmente disponíveis tem todas as propriedades necessárias, mas a utilização combinada de irrigantes separados é o protocolo clínico recomendado para garantir o êxito do tratamento endodôntico. As propriedades abaixo mencionadas devem estar presentes num irrigante para que este seja ideal:[60]

- Solvente de tecidos/ detritos

- Baixa toxicidade

- Baixa tensão superficial

- Lubrificante

- Esterilização/desinfeção

- Remoção da camada de esfregaço

- Possuem um amplo espetro antimicrobiano e uma elevada eficácia contra microrganismos anaeróbios e facultativos organizados em biofilmes

- Inativar a endotoxina.

- Sistemicamente não tóxico, não cáustico para os tecidos periodontais.

- Baixo custo, fácil disponibilidade, prazo de validade.

- Não cancerígeno.

- Não deve manchar o dente.

Armamentarium para irrigantes de canais radiculares

- Seringa luer lock descartável: Uma seringa Luer Lock permite que uma agulha seja torcida para a ponta e depois bloqueada no sítio. A agulha e a seringa são torcidas em conjunto e a rosca impede que o conetor Luer Slip se solte. As seringas Luer Lock são aconselhadas para aplicação quando as contrapressões são mais elevadas e quando é essencial evitar fugas. (Fig. 1)

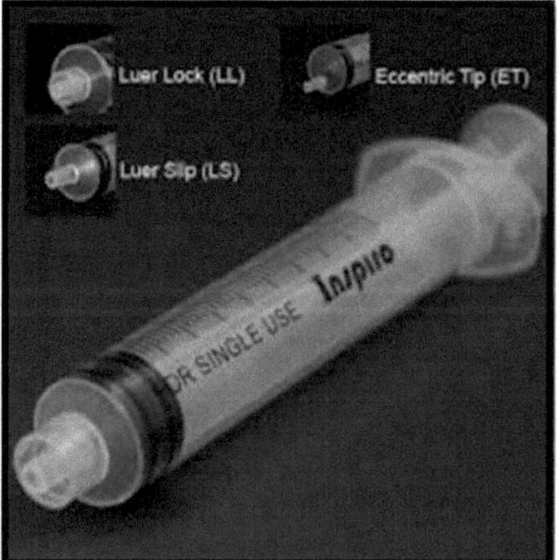

Fig 1: Seringa Luer Lock descartável

Benefícios:

- Proporciona uma ligação mais segura devido ao design da rosca, que mantém a agulha no lugar de forma mais eficaz.

- Evita a remoção acidental da agulha durante a injeção de fluidos, tornando-os muito mais fiáveis.

- Reduz consideravelmente o risco de fugas ao formar uma vedação mais permanente.

- Sistema de irrigação Endovac: O dispositivo consiste numa macrocânula e numa microcânula ligadas através de um tubo a uma seringa de irrigação e a uma aspiração rápida de uma unidade dentária. A macrocânula ajuda na lavagem grosseira e inicial das partes coronais do canal radicular, enquanto a microcânula pode ser posicionada no comprimento de trabalho para facilitar a irrigação. (Fig. 2)

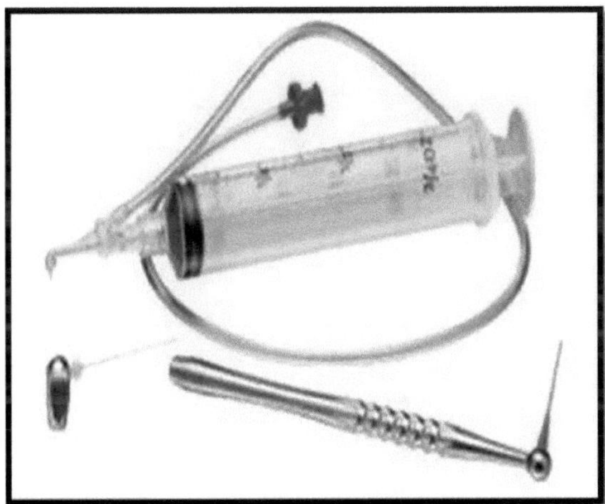

Fig 2: Sistema de irrigação Endovac

Mecanismo de ação:

O endovac funciona com base na tecnologia de irrigação por pressão negativa, com as seguintes vantagens

- Irrigação no comprimento de trabalho com extrusão mínima de irrigante

- Maior remoção de detritos a 1 mm do comprimento de trabalho.

- Evita o aprisionamento do ar.[60]

- **Endograma de visualização:** A utilização de produtos químicos para penetrar, circular e limpar todos os aspectos do sistema de canais radiculares tem sido fundamental para o sucesso do tratamento endodôntico.

Orientações para a irrigação

A técnica de irrigação é simples, mas tem algumas diretrizes que são indicadas a seguir:

A agulha é inserida parcialmente no canal radicular. A agulha deve ser inserida de forma passiva, sem prender o

agulha no canal radicular. Um espaço suficiente entre a agulha e as paredes do canal permite o fluxo de retorno da solução e evita forçar a solução nos tecidos perirradiculares. (Fig. 3)

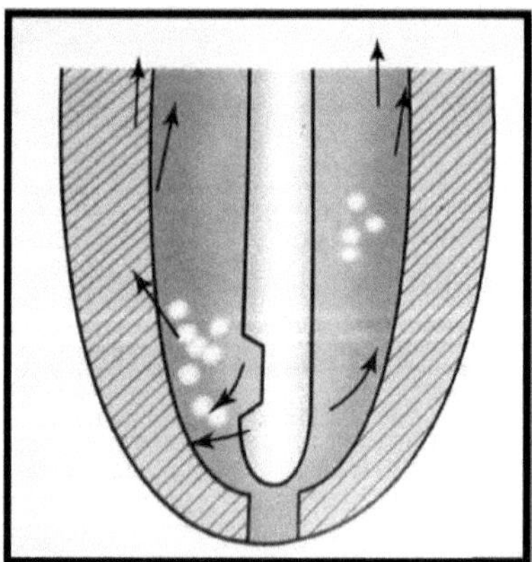

Fig 3: A agulha de irrigação endodôntica com ventilação lateral evita a extrusão apical do irrigante.

No caso de dentes anteriores, a agulha pode ser inserida até uma distância de metade do comprimento do canal sem encravar, embora não seja necessário avançar a agulha até tão longe no canal. Quando se tiver a certeza de que a agulha não se prende, a solução deve ser ejectada da seringa com pouca ou nenhuma pressão no êmbolo. (Fig. 4)

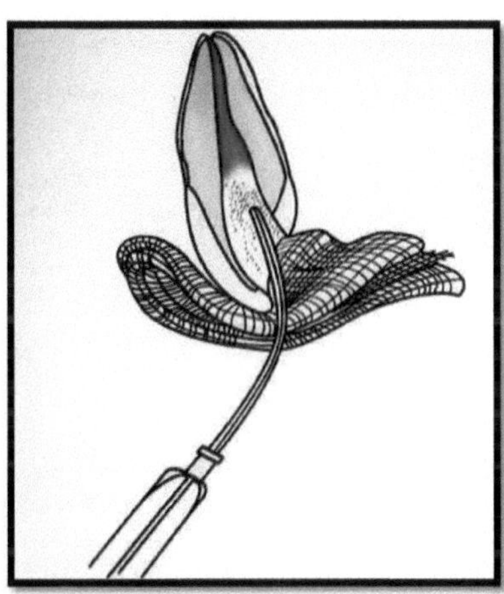

Fig 4: A agulha de irrigação é parcialmente inserida no canal radicular sem se prender. A solução de irrigação é drenada para fora do canal e absorvida numa esponja de gaze esterilizada para monitorizar a remoção dos detritos do canal radicular.

Em canais radiculares estreitos, a ponta da agulha é colocada perto do orifício do canal radicular e o irrigante é descarregado até encher a câmara pulpar. A solução é então bombeada para dentro de cada canal radicular com uma lima de canal radicular. O fluxo de retorno da solução é apanhado numa esponja de gaze ou é aspirado. As irrigações devem ser seguidas de uma secagem completa do canal radicular após a conclusão da limpeza e da moldagem.

A maior parte da solução de irrigação residual pode ser removida do canal radicular segurando a agulha de

A secagem final deve ser efectuada com as pontas absorventes.

Deve ter-se o cuidado de evitar a extrusão do irrigante devido à sua toxicidade. A possível extrusão

e o "acidente com hipoclorito de sódio" podem ser evitados utilizando agulhas com aberturas laterais,

uma vez que minimizam a pressão de irrigação apical[60] . (Fig. 5)

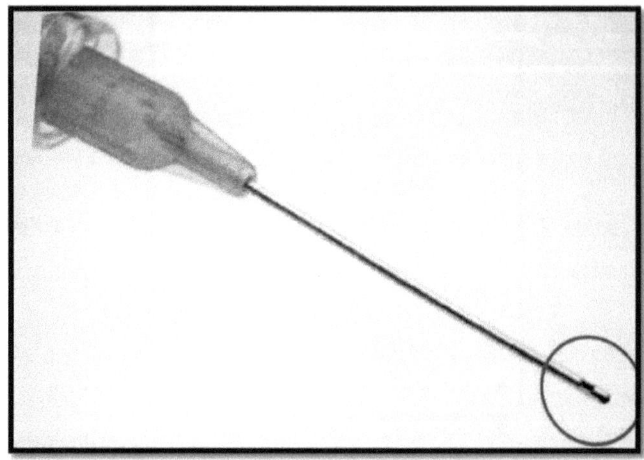

Fig. 5: Agulha de irrigação endodôntica com ponta romba e com abertura lateral

Factores que afectam a eficácia de um irrigante

O sucesso do irrigante não depende apenas das propriedades e da composição dos irrigantes, mas

outros factores também desempenham um papel importante para aumentar a eficácia de um irrigante,

tais como o volume de irrigante utilizado, a concentração do irrigante, a frequência e a temperatura

da irrigação, a duração e o tempo de contacto intracanal, a gaze da agulha de irrigação, a profundidade

de penetração, o diâmetro dos canais preparados e a idade das soluções de irrigação[60] .

CLASSIFICAÇÃO Um irrigante endodôntico pode ser classificado em dois grupos, que são

apresentados na tabela n.º 1.

Quadro 1: Classificação dos irrigantes

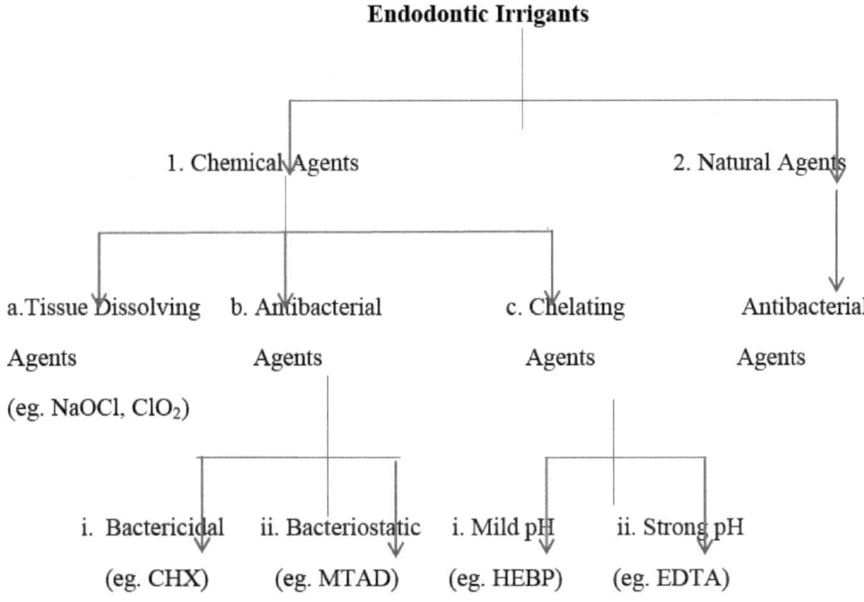

Existem muitos irrigantes para os canais radiculares, incluindo hipoclorito de sódio, clorexidina, etc., que demonstraram uma eficácia adequada no desempenho clínico. Apresentam-se aqui alguns dos irrigantes mais utilizados:

1. **A** solução **salina (NaCl)** é o melhor irrigante a utilizar e é o irrigante mais utilizado nos canais radiculares, uma vez que causa menos danos nos tecidos periapicais e é biocompatível. Provoca uma menor quantidade de lise celular. O soro fisiológico a 0,9% é utilizado como irrigante endodôntico. Foi relatado que a irrigação com solução salina seguida de instrumentação ultra-sónica é quase tão eficaz como a irrigação com NaOCl a 0,5% na redução do número de bactérias em canais radiculares infectados, mas, pelo contrário, não remove corretamente a camada de esfregaço e tem fracas propriedades antibacterianas. Também é incapaz de dissolver os tecidos necróticos.[61]

2. **O hipoclorito de sódio (NaOCl)**, agente redutor da água, é uma solução límpida de cor palha

que contém cerca de 5% de cloro disponível. É a solução de irrigação mais utilizada. Ao ionizar-se, o NaOCl produz ácido hipocloroso e ião hipoclorito, que são responsáveis pela sua capacidade antimicrobiana. Com base nos dados publicados, uma solução de 0,5 - 5,2 % é uma concentração eficaz para utilização como irrigante do canal radicular. Se o canal for preenchido com a solução durante todo o procedimento de limpeza e moldagem. Isto deve ser considerado especialmente tendo em conta o facto de as técnicas de preparação rotativa do canal radicular terem acelerado o processo de moldagem. O tempo ideal que um irrigante de hipoclorito numa determinada concentração tem de permanecer no sistema de canais é uma questão ainda por resolver. O irrigante actuará como lubrificante, solvente dos tecidos pulpares e um potente antimicrobiano. A capacidade de uma solução de NaOCl a 1% a 45°C para dissolver polpas dentárias humanas foi considerada igual à de uma solução a 5,25% a 20°C. No entanto, a concentração de NaOCl a 2,5% é uma concentração comummente utilizada, uma vez que diminui o potencial de toxicidade, mantendo alguma dissolução de tecidos e atividade antimicrobiana[60] . A diminuição da concentração é mais segura, mas reduz a eficácia dos irrigantes, o que pode ser compensado aumentando o volume do irrigante e a duração da irrigação. O NaOCl dissolve completamente uma polpa inteira em 20 minutos a 2 horas, ao passo que as soluções seguintes mais eficazes (ou seja, EDTA, CHX) requerem pelo menos 24 horas para obter o mesmo resultado. No entanto, tem alguns inconvenientes como a citotoxicidade, os acidentes do hipoclorito de sódio e não remove os componentes inorgânicos da camada de esfregaço endodôntico.

Mecanismo de ação: O NaOCl apresenta um equilíbrio dinâmico, tal como demonstrado pela reação:[62]

$$NaOCl + H_2O \leftrightarrow NaOH + HOCl \leftrightarrow Na^+ + OH^- + H^+ + OCl^-$$

As reacções químicas entre o tecido orgânico e o NaOCl são apresentadas a seguir:

Esquema 1: Reação de saponificação

$$
\begin{array}{ccc}
O & & O \\
\| & & \| \\
R-C-O-R +NaOH & \leftrightarrow & R-C-O-Na + R-OH \\
\text{(Fatty acid)} \quad \text{(Sodium} & & \text{(Soap)} \qquad \text{(Glycerol)} \\
\text{hydroxide)} & &
\end{array}
$$

O NaOCl actua como solvente orgânico e de gorduras, degradando os ácidos gordos e transformando-os em sais de ácidos gordos (sabão) e glicerol (álcool), o que reduz a tensão superficial da solução.

Esquema 2: Reação de neutralização de aminoácidos

$$
\begin{array}{ccc}
H \quad O & & H \quad O \\
| \quad \| & & | \quad // \\
R-C-O-C + NaOH & \leftrightarrow & R-C-O-C + H_2O \\
| & & | \\
NH_2 \quad OH & & NH_2ONa \\
\text{(Amino acid)} \quad \text{(Sodium} & & \text{(Salt)} \qquad \text{(Water)} \\
\text{hydroxide)} & &
\end{array}
$$

O NaOCl neutraliza os aminoácidos formando água e sal. Com a saída dos iões hidroxilo, há uma redução do pH.

Esquema 3: Reação de cloraminação

H   O   Cl   O

I   II   I //

R – C – O – C +   HOCl ↔   R – C – O – C + H2O

I   I

NH$_2$ OH   NH$_2$ ONa

(Amino acid)   (Hypochlorous acid) (Chloramine)   (Water)

Quando o ácido hipocloroso, uma substância presente na solução de NaOCl, entra em contacto com o tecido orgânico, actua como solvente e liberta cloro, que se combina com o grupo amino da proteína para formar cloraminas [Esquema 3]. O ácido hipocloroso (HOCl-) e os iões hipoclorito (OCl-) levam à degradação e hidrólise dos aminoácidos. A reação de cloraminação entre o cloro e o grupo amino (NH) forma cloraminas que interferem no metabolismo celular. O cloro (um oxidante forte) tem uma ação antimicrobiana, inibindo as enzimas bacterianas e levando a uma oxidação irreversível dos grupos SH (grupo sulfidrilo) das enzimas bacterianas essenciais. Assim, as reacções de saponificação, neutralização de aminoácidos e cloraminação que ocorrem na presença de microrganismos e tecido orgânico conduzem ao efeito antimicrobiano e ao processo de dissolução do tecido. O NaOCl foi superior à CHX e ao MTAD em condições laboratoriais na eliminação de E. facealis e bactérias da placa bacteriana em cultura planctónica e de biofilme.[63]

3) A clorexidina é um agente antimicrobiano de largo espetro eficaz contra bactérias gram-positivas e gram-negativas. Tem um componente molecular catiónico que se liga a áreas da membrana celular carregadas negativamente, provocando a lise celular. A sua utilização como irrigante endodôntico baseia-se na sua substantividade e no seu efeito antimicrobiano de longa duração, que resulta da ligação à hidroxiapatite. No entanto, não foram demonstradas vantagens clínicas em relação ao NaOCl. Embora os estudos que compararam o efeito antibacteriano do NaOCl e da CHX tenham produzido resultados algo contraditórios, parece que, quando utilizados em concentrações idênticas, o seu efeito antibacteriano no canal radicular e na dentina infetada é semelhante.[5]

Estrutura e mecanismo de ação: A CHX é uma bis-guanida catiónica sintética que consiste em dois anéis simétricos de 4-clorofenilo e dois grupos bis-guanida ligados por cadeias centrais de hexa-etileno. A CHX é uma molécula hidrofóbica e lipofílica com carga positiva que interage com fosfolípidos e lipopolissacáridos na membrana celular das bactérias e entra na célula através de algum tipo de mecanismo de transporte ativo ou passivo. A sua eficácia deve-se à interação da carga positiva da molécula com os grupos fosfato carregados negativamente nas paredes celulares microbianas, que altera o equilíbrio osmótico das células. Este facto aumenta a permeabilidade da parede celular, permitindo que a molécula de CHX penetre na bactéria. A danificação desta membrana delicada é seguida de uma fuga de constituintes intracelulares, nomeadamente de entidades fosfatadas como o trifosfato de adenosina e os ácidos nucleicos. Como consequência, o citoplasma fica congelado, com a consequente redução da fuga. Assim, verifica-se um efeito bifásico na permeabilidade da membrana. A atividade antimicrobiana da CHX depende do pH, sendo o intervalo ótimo de 5,5-0,7.

Efeito da CHX na dentina: A CHX tem a capacidade de se ligar a moléculas aniónicas, como o fosfato presente na estrutura da hidroxiapatite. O fosfato existe em complexos de carbonato de cálcio na dentina. A CHX pode ligar-se ao fosfato, o que leva à libertação de pequenas quantidades de cálcio da dentina do canal radicular. A solução de clorexidina a 0,12% é um agente antimicrobiano eficaz quando administrada no espaço do canal radicular como irrigante intracanal. É capaz de penetrar profundamente nos túbulos dentinários e matar as bactérias patogénicas.

Interação da CHX e do EDTA : Quando a CHX e o EDTA interagem, forma-se um precipitado com mais de 90% de CHX e EDTA, com menos de 1% do potencial produto de decomposição, a p-cloroanilina. A elevada recuperação indica que a CHX não é degradada pelo EDTA em condições normais. O precipitado é muito provavelmente um sal formado pela neutralização eletrostática da CHX catiónica pelo EDTA aniónico. A equação iónica líquida suspeita é a seguinte

$$2HEDTA^{3-}_{(aq)} + 3H_2CHX^{2+}_{(aq)}(HEDTA)_2(H_2CHX)_{3(s)}.$$

O significado clínico deste precipitado é largamente desconhecido.[64]

Substantividade: White et al[65] avaliaram a substantividade antimicrobiana de uma solução de CHX a 2% como irrigante endodôntico e relataram que a substantividade durou 72 horas. Spratt et al[66] avaliaram a eficácia antimicrobiana de irrigantes (NaOCl a 2,25%, CHX a 0,2%, iodo a 10%) e concluíram que o NaOCl era o agente antimicrobiano mais eficaz, seguido do iodo e da clorexidina.Clegg et al[67] efectuaram um estudo invitro sobre a eficácia de três concentrações de NaOCl (6%, 3% e 1%), 2% de CHX e uma mistura de ácido tetraciclínico e detergentes (MTAD) contra biofilmes da dentina apical. Os autores referiram que o NaOCl a 6% e o NaOCl a 3% foram capazes de romper e remover o biofilme, o NaOCl a 1% e o MTAD foram capazes de romper o biofilme, mas não eliminaram as bactérias, e a CHX a 2% não foi capaz de romper o biofilme.

Rosenthal et al[68] avaliaram a substantividade da solução de CHX a 2% no sistema de canais radiculares após 10 minutos de aplicação e referiram que a CHX foi retida na dentina do canal radicular em quantidades antimicrobianas eficazes durante 12 semanas. A substantividade antimicrobiana depende do número de moléculas de CHX disponíveis para interagir com a dentina.

Reacções alérgicas à CHX: A dermatite é uma reação adversa comum, para além de efeitos como a gengivite descamativa, a descoloração dos dentes e da língua.

4. O ácido etileno diamino tetra acético (EDTA) é um agente quelante utilizado para a remoção da porção inorgânica da camada de esfregaço. O NaOCl é uma solução adjuvante para a remoção dos restantes componentes orgânicos. Calt et al[69] sugeriram que a irrigação com 10 ml de EDTA a 17% durante um minuto, seguida de um enxaguamento final com 10 ml de NaOCl a 5%, é o método mais recomendado para remover a smear layer,[70] mas tem o inconveniente de as exposições mais longas poderem causar uma remoção excessiva da dentina peritubular e intratubular.

Mecanismo de ação

O EDTA reage com os iões de cálcio na dentina e forma quelatos de cálcio solúveis. Foi referido que o EDTA descalcifica a dentina até uma profundidade de 20-30 pm em 5 min[71] . O processo de descalcificação é auto-limitado quando o quelante se esgota.

Smear layer: Um enxaguamento contínuo com 5 ml de EDTA a 17%, como enxaguamento final durante 3 min, remove eficazmente a smear layer das paredes do canal radicular. O EDTA é mais frequentemente utilizado como uma solução neutralizada a 17% (EDTA dissódico, pH 7), mas alguns relatórios indicaram que soluções com concentrações mais baixas (por exemplo, 10%, 5% e até 1%) removem a smear layer igualmente bem após a irrigação com NaOCl. Biofilme Para além da sua capacidade de limpeza, os quelantes podem desprender biofilmes aderentes às paredes do canal radicular. Hariharan et al[72] afirmaram que o EDTA, quando usado como irrigante do canal radicular em dentes decíduos, removeu a smear layer mas afectou negativamente os túbulos dentinários.

5. O peróxido de hidrogénio foi utilizado durante muitos anos como irrigante endodôntico. O $H2O2$ a 2% é um biocida amplamente utilizado para desinfeção e esterilização[16]. Quando combinado com hipoclorito de sódio, cria efervescência, que se pensa facilitar a remoção de detritos. O $H O_{22}$ é ativo contra vírus, bactérias, leveduras e até esporos bacterianos. Tem maior atividade contra bactérias gram positivas do que gram negativas. Infelizmente, em concentrações elevadas, o $H O_{22}$ não é bem tolerado no organismo e pode desempenhar um papel no desenvolvimento da reabsorção cervical. Não há muitas evidências que apoiem o uso do $H2O2$ como irrigante endodôntico.

A combinação de $H O_{22}$ e NaOCl provou ser menos eficaz como soluções de irrigação do que quando utilizada individualmente, devido a uma reação química que resulta na libertação de oxigénio. A vantagem da rápida produção de oxigénio nascente também pode ser uma complicação quando o oxigénio nascente reage com o sangue e os resíduos da polpa e provoca uma acumulação de pressão que pode resultar em dor intensa. [73-74]

6. O Betadine e o iodeto de potássio (IKI) são ambos capazes de eliminar o E faecalis quando utilizados como medicamentos de 24 horas. Mais importante ainda, o IKI tem uma probabilidade muito elevada de eliminar E. faecalis quando o tempo de contacto é tão curto quanto

15 minutos, o que corresponde ao tempo de contacto clínico de um irrigante endodôntico. Embora a extrapolação deste trabalho para a situação clínica deva ser cautelosa devido à presença de uma camada de smear layer, dentina esclerótica e outros factores na situação in vivo, é indicada uma investigação mais aprofundada para explorar o potencial do IKI para esterilizar os canais radiculares quando utilizado como irrigante endodôntico. Estudos demonstraram que a iodopovidona a 10% é capaz de combater biofilmes em monocultura de P intermedia, P miros, S intermedius, F nucleatum e E faecalis.

7. Agentes mais recentes

a. O Cariosolv **contém** duas seringas, uma das quais contém hipoclorito de sódio a 0,5% e a outra é constituída por aminoácidos 0,1M, substância gel, clorito de sódio, hidróxido de sódio e indicador de cor eritrocina. Quando ambas as seringas se misturam, os aminoácidos ligam-se ao cloro para formar cloramina de pH elevado, que é um desinfetante potente com atividade solvente dos tecidos. É menos tóxico e limpa os canais radiculares imaturos devido à presença de hipoclorito de sódio em forma de gel. O Carisolv é um produto bem estudado que é recomendado para a remoção quimio-mecânica de dentina cariada infetada. O seu modo de ação é a degradação do colagénio desnaturado. Um estudo preliminar mostrou que o Carisolv tinha potencial para limpar canais imaturos.[44]

b. O ácido cítrico também pode ser utilizado como irrigante do canal radicular para remover a smear layer. A concentração utilizada para o ácido cítrico varia de 1% a 50%.[10] A utilização de ácido cítrico a 10% como irrigante final mostrou bons resultados na remoção da smear layer e provou ser mais biocompatível do que o EDTA-T a 17% e o EDTA a 17%.[11] Gutmann et al[75] mostraram que o ácido cítrico a 10% foi mais eficaz na remoção da smear layer das cavidades apicais da extremidade radicular do que os ultra-sons.

c. O MTAD (uma mistura de tetraciclina, ácido e detergente) é um novo produto na procura de

um melhor irrigante do canal radicular, com um pH tão baixo como 2,15. O MTAD tem propriedades

antibacterianas que foram atribuídas ao efeito de transferência da doxiciclina na preparação do

MTAD.

O MTAD tem a capacidade de manchar intrinsecamente os dentes durante a odontogénese, pode

quelar iões de cálcio e pode ser incorporado nos dentes, resultando na descoloração da dentição

primária e permanente. É contraindicado na gravidez e tem um prazo de validade curto.

Mecanismo de ação

O pH do Biopure MTAD é de 2,15, pelo que actua como um quelante de cálcio, provocando assim a

desmineralização do esmalte e da superfície radicular. A extensão da desmineralização da superfície

da dentina é comparável à do ácido cítrico e remove principalmente as substâncias inorgânicas.[76]

Tay e Hiraishi[76] demonstraram que a utilização de NaOCl a 1,3% como enxaguamento inicial resultou

numa redução de 30% da substantividade antimicrobiana do MTAD. No entanto, a erosão dos túbulos

dentinários foi menor quando comparada com a utilização do MTAD como enxaguamento inicial.

A colocação do MTAD com uma broca farpada envolvida em algodão permite um contacto íntimo

da solução mesmo na região apical dos canais e melhora o desbridamento de toda a parede do canal

radicular, de acordo com Torabinejad et al[77].

Sen et al[78] verificaram que o EDTA era o irrigante mais eficaz contra C. albicans utilizando o teste

de difusão em ágar. A doxiciclina é principalmente um antibiótico bacteriostático e inibe a síntese de proteínas bacterianas ligando-se ao ribossoma bacteriano 30S. A doxiciclina é ativa contra uma vasta gama de organismos gram-positivos e gram-negativos, mas não é ativa contra fungos. Tal como acontece com outras preparações antibióticas, a utilização deste medicamento resulta em alterações no equilíbrio da flora normal e no crescimento excessivo de organismos não susceptíveis, incluindo fungos. O ácido cítrico tem propriedades antibacterianas mas não tem qualquer efeito contra a C. Albicans . Por conseguinte, a eficácia antifúngica do MTAD quando utilizado em combinação com NaOCl pode ser clinicamente insignificante. Para melhorar ainda mais a antissepsia, um enxaguamento adicional com clorexidina após a irrigação com NaOCl pode ser benéfico. Ruff et al[79] demonstraram que o NaOCl a 6% e a clorohexidina a 2% eram igualmente eficazes e estatisticamente significativamente superiores ao BioPure MTAD e ao EDTA a 17% em termos de atividade antifúngica.

d. O dióxido de cloro foi recentemente considerado como um possível irrigante dos canais radiculares. É referido como sendo tuberculocida, bactericida, virucida e fungicida. O dióxido de cloro pode ser mais eficaz como desinfetante quando comparado com o hipoclorito de sódio. Brain D et al[28] avaliaram que o dióxido de cloro é menos citotóxico em comparação com o hipoclorito de sódio. O dióxido de cloro produz poucos ou nenhuns trihalometanos e pode ser um desinfetante dentário melhor do que o NaOCl.

e. O Tetraclean **é** uma mistura de doxiciclina (numa concentração mais baixa do que no MTAD), um ácido e um detergente. Recomenda-se a sua utilização como enxaguamento final após a preparação do canal radicular. É semelhante ao MTAD, mas com uma quantidade reduzida de doxiciclina (50mg/5ml em vez dos 150mg/5ml do MTAD), com polipropilenoglicol (um tensioativo), ácido cítrico e cetrimida. Esta substância é supostamente capaz de eliminar todas as bactérias e smear layer do sistema de canais radiculares quando utilizada como irrigação final. É capaz de eliminar os microrganismos e a smear layer nos túbulos dentinários dos canais radiculares infectados com um enxaguamento final de 5 minutos. A comparação da eficácia antimicrobiana do NaOCl a 5,25%[2] , do MTAD e do Tetraclean contra o biofilme de E faecalis demonstrou que apenas o NaOCl a 5,25% conseguiu desagregar e remover consistentemente o biofilme em todos os intervalos de tempo. No entanto, o tratamento com Tetraclean causou um elevado grau de desagregação do biofilme em todos os intervalos de tempo considerados (5, 30 e 60 min a 20°C) em comparação com o MTAD.[80]

f. As soluções activadas electroquimicamente (ECA) são produzidas a partir de água da torneira e de soluções salinas pouco concentradas. A tecnologia ECA foi desenvolvida por cientistas russos no AllRussian Institute for Medical Engineering (Moscovo, Rússia, CIS). O princípio da ECA consiste na transferência de líquidos para um estado metaestável através de uma ação eletroquímica unipolar (ânodo ou cátodo) mediante a utilização de um elemento/reator ("Flow-through Electrolytic Module" ou FEM). O FEM é constituído por um ânodo, um cilindro sólido de titânio com um revestimento especial que se encaixa coaxialmente no cátodo, um cilindro oco também feito de titânio com outro revestimento especial. Uma membrana cerâmica separa os eléctrodos. O FEM é capaz de produzir tipos de soluções que têm atividade bactericida e esporicida; no entanto, são inodoras, seguras para os tecidos humanos e essencialmente não corrosivas para a maioria das superfícies metálicas[81] . O tratamento eletroquímico nas câmaras anódica e catódica resulta na síntese de dois tipos de soluções: a produzida na câmara anódica é denominada anólito e a produzida na câmara catódica é católito.

No entanto, Haga e colaboradores[82] estudaram o efeito das soluções de anólito ácido. A solução anólito neutro catódico (ANC) proporciona um maior efeito anti-sético e uma maior capacidade de limpeza com concentrações mais baixas de cloro ativo, em comparação com as soluções anólito ácido e anólito neutro, devido à sua maior concentração de peróxidos. Tanto a água neutra electrolisada como a água com potencial oxidativo são consideradas inofensivas para os seres humanos e são provavelmente semelhantes à água ECA. A qualidade do desbridamento foi melhor nas partes coronal e média das paredes do canal, onde apenas se observaram detritos dispersos, em contraste com a parte apical que continha numerosos detritos. De acordo com Solovyeva e Dummer[82] , as soluções de NaOCl e ECA deixaram uma camada de esfregaço mais fina com uma superfície mais suave e uniforme. A textura das superfícies dos canais tratados com soluções de ECA foi relativamente uniforme nas diversas regiões do canal radicular e não pareceu ser influenciada pelo método de instrumentação, ou seja, manual ou mecânico. A irrigação com soluções de NaOCl ou ECA melhorou a abertura dos túbulos dentinários. Solovyeva e Dummer[82] estudaram a eficácia da limpeza da irrigação do canal radicular com a solução de ECA e verificaram que esta era semelhante ao NaOCl na remoção de detritos, mas era mais eficaz do que o NaOCl na remoção da smear layer. A ECA está a mostrar resultados promissores devido à facilidade de remoção de detritos e da smear layer, não é tóxica e é eficaz no terço apical do canal. Tem potencial para ser um irrigante eficiente do canal radicular.

g. A água **ozonizada é** um composto químico constituído por três átomos de oxigénio (oxigénio triatómico O3), uma forma mais energética do que o oxigénio atmosférico normal (O_2). Assim, as moléculas destas duas formas são diferentes em termos de estrutura. O ozono é produzido naturalmente através dos seguintes métodos naturais.

(i) O primeiro provém das descargas eléctricas que se seguem às trovoadas. O ozono é criado quando uma molécula de oxigénio recebe uma descarga eléctrica que a divide em dois átomos de oxigénio. Os átomos individuais combinam-se com outra molécula de oxigénio para formar uma molécula de O_3 .

(ii) A segunda, dos raios ultravioleta emitidos pelo sol, que desempenham o papel de descarga eléctrica sobre o oxigénio presente na estratosfera, criando assim a camada de ozono que absorve a maior parte da radiação ultravioleta emitida pelo sol.

O ozono é um bactericida muito poderoso. É um gás instável, capaz de oxidar qualquer entidade biológica. Foi relatado que o ozono a baixa concentração, 0,1 ppm, é suficiente para inativar as células bacterianas, incluindo os seus esporos. Está presente naturalmente no ar e pode ser facilmente produzido por um gerador de ozono.

Quando introduzido na água, o ozono dissolve-se rapidamente e dissocia-se muito rapidamente. A concentração de ozono na água ozonizada pode ser medida utilizando um medidor de ozono dissolvido. A água ozonizada é um poderoso agente antimicrobiano contra bactérias, fungos, protozoários e vírus[83] . Nagayoshi et al[84] descobriram que a capacidade de matar da água ozonizada e 2,5% de hipoclorito de sódio era quase comparável quando a amostra era irrigada com sonicação. Hems et al[85] afirmaram que o NaOCI foi superior à água ozonizada na eliminação de E. faecalis em cultura de caldo e em biofilme. Ibrahim e Abdullah[87] estudaram que o NaOCI a 1,31% pode permitir a passagem da oxidação da água ozonizada, aumentando assim o seu efeito antibacteriano em comparação com o NaOCI a 1,31% ou a água ozonizada isoladamente. Cardoso[88] avaliou a eficiência da água ozonizada como agente irrigante durante o tratamento endodôntico, na tentativa de eliminar

Candida albicans e Enterococcus faecalis e neutralizar os lipopolissacarídeos (LPSs) inoculados nos

canais radiculares. Foi possível observar uma ação antimicrobiana eficaz após dez minutos de

ozonização da água sobre a suspensão microbiana. Não foi encontrado qualquer resíduo quando uma

segunda amostra foi recolhida sete dias depois. No entanto, a água ozonizada não foi capaz de

neutralizar a E. coli e o LPS no interior dos canais radiculares e a quantidade remanescente de LPS

pode ter consequências biológicas, como a periodontite apical. [89] Estrela et al avaliaram a eficiência

antimicrobiana do ozono aquoso, ozono gasoso, hipoclorito de sódio a 2,5% e clorexidina a 2% em

canais radiculares humanos infectados com Enterococcus faecalis. Nenhuma das soluções testadas se

revelou eficaz contra a suspensão bacteriana. Há necessidade de mais estudos e modificações na água

ozonizada antes que ela possa ser usada como irrigante de canais radiculares.

h. A terapia de desinfeção activada por fotões (PDT) é utilizada para a inativação de

microrganismos, tendo sido demonstrada pela primeira vez por Oscar Raab[90] , que relatou o efeito

letal do cloridrato de acridina na Paramecia caudatum. A PDT baseia-se no conceito de que os

fotossensibilizadores não tóxicos podem ser preferencialmente localizados em determinados tecidos

e subsequentemente activados por luz de comprimento de onda adequado para gerar oxigénio singlete

e radicais livres que são citotóxicos para as células do tecido alvo. O azul de metileno (MB) é um

fotossensibilizador bem estabelecido que tem sido utilizado na TFD para combater várias bactérias

orais gram-positivas e gram-negativas e foi anteriormente utilizado para estudar o efeito da TFD na

desinfeção endodôntica. Soukos et al[91] utilizaram o efeito combinado do MB e da luz vermelha

(665nm), que exibiu uma redução de até 97% da viabilidade bacteriana. Os resultados sugeriram o potencial da PDT para ser utilizada como um procedimento antimicrobiano adjuvante após o desbridamento quimio-mecânico endodôntico padrão, mas também demonstraram a importância de uma maior otimização da dosimetria da luz para a foto destruição bacteriana nos canais radiculares.

Juntamente com o azul de metileno, o cloreto de tolónio também tem sido utilizado como agente fotossensibilizador. É aplicado na área infetada e deixado no local durante um curto período de tempo. O agente liga-se à membrana celular das bactérias, que se rompe quando activada por uma fonte de laser que emite radiação com um comprimento de onda adequado (por exemplo, radiação de 635 nm emitida pela SaveDent; Denfotex Light Systems Ltd., Inverkeithing, Reino Unido). A luz é transmitida para os canais radiculares através da ponta de uma pequena fibra ótica flexível que está ligada a uma peça de mão descartável. O laser emite um máximo de apenas 100mW e não gera calor suficiente para danificar os tecidos adjacentes. Leticia et al[92] investigaram os efeitos antibacterianos da terapia fotodinâmica (PDT) com azul de metileno (MB) ou azul de toluidina (TB) (ambos a 15mg/mL) como complemento à instrumentação/irrigação de canais radiculares experimentalmente contaminados com Enterococcus faecalis. O estudo revelou que a PDT com MB ou TB pode não exercer um efeito suplementar significativo aos procedimentos de instrumentação/irrigação no que diz respeito à desinfeção intracanal, até que sejam modificados mais ajustes no protocolo de PDT antes de se recomendar a utilização clínica. Em contraste com a PDT, a irrigação com hipoclorito de sódio (3%) eliminou toda a população bacteriana. A diferença pode ter sido causada pelo facto de a fibra ótica não ter sido introduzida corretamente nos canais radiculares, o que impediu a transmissão da luz através da estrutura dentária. Assim, a PAD pode não ser capaz de atingir uma taxa de morte de 100% em propriedades variáveis de raízes infectadas.

Os irrigantes **à base de plantas foram** introduzidos na medicina dentária, entre os quais alguns são discutidos abaixo:

i. Triphala é uma das mais conhecidas formulações indianas à base de plantas ayurvédicas, constituída por frutos secos e em pó de três plantas medicinais, nomeadamente Terminalia Bellerica, Terminalia Chebula e Emblica Officinalis. O Triphala conseguiu matar 100% do E faecalis aos 6 minutos. Isto pode ser atribuído à sua formulação, que contém três plantas medicinais diferentes em proporções iguais; em tais formulações, diferentes compostos podem ajudar a aumentar a potência dos compostos activos, produzindo um efeito aditivo ou sinérgico. O Triphala contém frutos ricos em ácido cítrico, que podem ajudar na remoção da camada de esfregaço. As principais vantagens da utilização de alternativas à base de plantas são a fácil disponibilidade, a relação custo-eficácia, o prazo de validade mais longo, a baixa toxicidade e a ausência de resistência microbiana.[93]

ii. A própolis **é** um produto resinoso da colmeia e também um agente antimicrobiano, anti-oxidante e anti-inflamatório. É composta por resina e bálsamos (50-60%), pólen (5-10%) e outros constituintes como aminoácidos, minerais, vitaminas A e do complexo B, e substâncias bioquímicas altamente activas conhecidas como bioflavonóides (vitamina P), fenóis e compostos aromáticos.[94] A própolis tem sido usada em odontologia como agente de capeamento da polpa, como meio de armazenamento para dentes avulsionados, para prevenção de cáries e hipersensibilidade dentinária. O uso da própolis como irrigante de canais radiculares ainda não foi explorado em dentes decíduos. No entanto, um estudo foi feito por Kalyonchuglo et al[95] para avaliar o efeito da própolis na resistência de união à dentina de um adesivo autocondicionante quando usado como irrigante final e os autores concluíram que a solução de própolis a 20% como irrigante final teve um efeito favorável na resistência de união à dentina do adesivo autocondicionante testado à dentina coronal.

iii. Os **polifenóis do chá verde (GTP)** são os polifenóis presentes no chá verde, mais conhecidos por flavanóis ou catequinas. Os polifenóis do chá verde têm propriedades antioxidantes, anticariogénicas, anti-inflamatórias, termogénicas, probióticas e antimicrobianas significativas em numerosos estudos humanos, animais e in vitro. Pode ser utilizado como um agente antiplaca eficaz devido às suas propriedades antioxidantes e pode inibir eficazmente a formação de biofilme. Um estudo in vitro realizado para avaliar a eficácia antimicrobiana de Triphala, GTPs, MTAD e Hipoclorito de Sódio a 5% contra o biofilme de E faecalis formado no substrato dentário mostrou uma atividade antibacteriana máxima com TLTZ-VZ-11 NaOCl e uma atividade antibacteriana estatisticamente significativa com Triphala, GTPs e MTAD.[2]

iv. A Morinda citrifolia (NONI), conhecida comercialmente como Noni, é originária de países tropicais e é considerada um importante medicamento popular. O seu sumo tem uma vasta gama de efeitos terapêuticos, incluindo efeitos antibacterianos, anti-inflamatórios, antivirais, antitumorais, anti-helmínticos, analgésicos, hipotensivos, anti-inflamatórios e de reforço do sistema imunitário. A eficácia da Morinda Citrifolia foi semelhante à do NaOCl em conjunto com o EDTA como irrigante intracanal.[2] A atividade antimicrobiana da própolis em gel com CHX a 2%, do sumo de Morinda Citrifolia e do $Ca(OH)_2$ foi comparada na dentina do canal radicular infetada com E. faecalis a duas profundidades diferentes e em três intervalos, tendo o resultado sido que a própolis e a Morinda Citrifolia foram eficazes contra a E. faecalis na dentina de dentes extraídos. A Morinda Citrifolia parece ser o primeiro sumo a ser identificado como uma possível alternativa à utilização de NaOCl como irrigante intracanal. Murray et al. avaliaram o sumo de Morinda citrifolia em conjunto com

EDTA como uma possível alternativa ao NaOCl.[96]

Combinação de irrigantes

A combinação de irrigações tem um papel importante durante o tratamento endodôntico, de modo a obter a melhor preparação química possível[97] . A combinação de irrigação varia de acordo com a condição da polpa, o que é melhor explicado na tabela nº 2.

Quadro 2: Combinação de irrigantes

Condition	Irrigants
Necrotic pulp	2.5% NaOCl + 0.2% CHX / 3% H_2O_2
Vital pulp exposure	2.5% NaOCl + 3% H_2O_2
Calcified / sclerotic canal	17% EDTA + 5.25% NaOCl
Infected canal-exudate present	2.5% NaOCl + H_2O_2
Periapical abscess-to establish	Hot water/ saline... Later NaOCl drainage
Open apex/apical perforation	H_2O_2 + CHX
Curved canals	Glyoxide + NaOCl
Canals left open for drainage	H_2O + NaOCl
Retreatment cases	CHX + NaOCl
Final rinse-to remove the smear	EDTA + NaOCl layer

Profundidade de penetração de diferentes irrigantes

A irrigação é um fator importante para um tratamento bem sucedido do canal radicular. A irrigação está diretamente relacionada com a profundidade de penetração de um irrigante nos túbulos dentinários. Foram efectuados vários estudos para determinar a profundidade de penetração de um irrigante para obter melhores resultados no futuro, os quais são apresentados na tabela no. 3[98] .

Quadro 3: Profundidade de penetração de diferentes irrigantes

Author	Year	In Vivo/ Vitro	Method of Determination	Irrigant Used	Depth of penetration
Matsuo	2003	Vivo	Immunohisto	7% NaOCl and 3% H_2O_2	70% had bacteria in tubules upto cementum. Fucobacterium,E. alactolyticum, L. casei, E. nodatum
Weiger	2002	Vitro	Fluorescent photomicroscope	Chlorhexidine	S. sanguis, E. faecalis upto 150um
Siqueira	2002	Vivo	SE	NaOCl	300um Cocci and rods
Peters & Wesselink	2001	Vivo	Light	EDTA	375 um, Fusobacterium, Prevotella intermedia, P. gingivalis, A. israelli
Peters & Wesselink	2000	Vitro	Light	EDTA	Upto 2000um, E. faecalis, A. israelli
Berkiten	2000	Vitro	SE	MTAD	p. imtermedia 26 um, S. sanguis 383 um
Waltimo	2000	Vitro	Light	0.5% NaOCl	Yeasts 60um
Siqueira	1996	Vitro	SE	Saline	Heavy penetration , P. endodontalis, A. israelli, P. gingivalis, E. faecalis
Love	1996	Vivo	Light	17% EDTA and 5.25%	200um in cervical and midroot, 60um in apical, S. gordonii

				NaOCl	
Perez	1996	Vitro	SE	5% citric acid	1300um, S. sanguis
Sen	1995	Vivo	SE	Saline	10-150um, Cocci, rods
Nagaoka	1995	Vivo	SE	10% EDTA solution	2100um
Perez	1993	Vitro	Light microscopy & SE	0.5% NaOCl	S. sanguis, P. intermedia, A. naeslundi
Perez	1993	Vitro	Light microscopy & SE	0.5% sodium hypochlorite	792um, S. sanguis
Orstavik	1990	Vitro	SE	EDTA and Sodium hypochlorite	600-1350um, S. sanguis, E. faecalis, E. coli
Ando & Hoshino	1990	Vivo	Light microscopy	Saline	500-2000um Lactobacillus, Streptococcus, Peptococcus
Haapasalo & Orstavik	1987	Vitro	SE	17% EDTA, 5.25% NaOCl	300-400um E. faecalis
Armitage	1983	Vivo	Light microscopy	---------	Half way upto DC junction

Akpata	1982	Vitro	Light microscopy	Saline	More than half way through tubules S. sanguis, E. faecalis

A utilização de um dique de borracha é obrigatória para assegurar o isolamento adequado do espaço pulpar, bem como para evitar que os irrigantes entrem em contacto com os tecidos moles orais. Uma irrigação adequada é um aspeto importante do processo de limpeza. O tipo, a concentração e o volume do irrigante são variáveis importantes para garantir uma limpeza adequada do espaço do canal radicular. Estudos demonstraram que a irrigação frequente do canal é obrigatória e que a irrigação é mais completa em canais corretamente alargados. A penetração do irrigante é mais eficaz nos canais com diâmetros maiores do que nos canais com diâmetros menores. Por isso, a solução irrigante deve ser constantemente trocada para manter a sua eficiência[60] .

CAPÍTULO 4. RESUMO E CONCLUSÃO

As bactérias são a principal causa de doenças pulpares e periapicais. A complexidade do sistema de canais radiculares, a invasão dos túbulos dentinários por microrganismos, a formação de smear layer durante a instrumentação e a presença de dentina como tecido são os principais obstáculos à eliminação completa das bactérias durante a limpeza e a modelação dos sistemas de canais radiculares. A moldagem e a limpeza do canal radicular constituem uma das fases mais importantes da terapia endodôntica. A instrumentação do canal reduz em grande medida o conteúdo microbiano do canal radicular. Uma das fases negligenciadas do tratamento endodôntico é a irradicação de microrganismos e a remoção completa de fragmentos minúsculos de detritos orgânicos, tecido necrótico, restos de polpa e aparas dentinárias dos canais radiculares.

Os irrigantes não só são importantes para a remoção de detritos e lascas dentárias produzidas durante a moldagem e limpeza, como também são de importância crítica na erradicação da infeção microbiana intra-radicular. Ao longo dos anos, foram recomendadas diferentes soluções de irrigação, mas nenhuma delas preenche completamente os critérios de requisitos ideais. O requisito ideal de um irrigante endodôntico deve ser

- Tem atividade antimicrobiana

- Limpa mecanicamente os detritos do canal radicular

- Não tóxico e biocompatível por natureza

- Dissolve o tecido pulpar necrótico e vital

- Serve como lubrificante

* Elimina a camada de esfregaço

* Tem baixa tensão superficial

* Não cancerígeno

* Não deve manchar o dente

A população bacteriana dos canais radiculares infectados pode ser significativamente reduzida com a utilização de irrigação salina. However, other irrigants that have antibacterial effects, showed superior effectiveness in bacterial elimination when compared with saline solution such as 2.5% sodium hypochlorite, sodium hypochlorite in conjunction with 17 % ethylene diamine tetra acetic acid (EDTA), 0.12% de clorexidina, mistura de ácido de tetraciclina e detergente (MTAD), dióxido de cloro, cariosolv, tetraclean, ácido cítrico a 10%, peróxido de hidrogénio a 2% (H O_{22}), água ozonizada a 0,1 ppm, solução electroquimicamente activada (ECA), terapia de desinfeção activada por fotões (PDT), etc. No entanto, nenhuma das soluções de irrigação atualmente disponíveis possui todas as propriedades necessárias. A utilização combinada de irrigantes separados é o protocolo clínico recomendado para garantir o sucesso do tratamento endodôntico.

O hipoclorito de sódio a 5,25% é o irrigante endodôntico mais utilizado. De acordo com Torabinejad et al, durante a instrumentação, uma solução de hipoclorito de sódio a 1,3% é benéfica como solução de trabalho. O regime recomendado para a irrigação é utilizar EDTA a 17% durante 1 minuto como enxaguamento final, seguido de hipoclorito de sódio (NaOCl). A clorexidina tem um efeito inibidor das metaloproteinases da matriz (MMP) de largo espetro. Assim, a clorexidina pode melhorar significativamente a estabilidade da ligação da resina à dentina. O NaOCl e a clorhexidina não devem ser combinados durante o regime de irrigação, uma vez que isso causaria uma reação de precipitação.

Como o canal radicular já foi modelado, a lima pode ser removida livremente e o irrigante pode penetrar mais facilmente na parte apical do sistema de canais radiculares sem gaze.

Os factores que afectam a eficácia de uma solução irrigante são o volume do irrigante utilizado, a concentração do irrigante, a frequência da irrigação, a temperatura do irrigante, a duração e o tempo de contacto intracanal, a gaze da agulha de irrigação, a profundidade de penetração, o diâmetro do canal preparado e a idade das soluções irrigantes. A utilização de um dique de borracha é obrigatória para assegurar o isolamento adequado do espaço pulpar, bem como para evitar que os irrigantes entrem em contacto com os tecidos moles orais. Uma irrigação adequada é um aspeto importante do processo de limpeza. O tipo, a concentração e o volume do irrigante são variáveis importantes para garantir uma limpeza adequada do espaço do canal radicular. Estudos demonstraram que a irrigação frequente do canal é obrigatória e que a irrigação é mais completa em canais corretamente alargados. A penetração dos irrigantes é mais eficaz em canais com diâmetros mais pequenos. A solução irrigante deve ser constantemente trocada para manter a sua eficácia.

Assim, deve ser dada uma ênfase especial à irrigação endodôntica durante qualquer terapia primária do canal radicular para obter um ambiente livre de microrganismos.

REFERÊNCIAS

1. Orientações sobre a adequação dos cuidados e a garantia da qualidade. 3rd edition. Chicago: Associação Americana de Endodontistas, 1998:3.

2. Kaur R et al. Irrigating Solutions in Pediatric Dentistry: Revisão e atualização da literatura. J Adv Med Dent Scie 2014;2(2):104-115.

3. Peters OA, Schononberger K, Laib A. Effect of four NiTi Preparation Technique on Root Canal Geometry Assessed by Micro computed Tomography. Int Endod J 2001;34(3) :221-230.

4. Aminabadi NA, Farahani RM, Gajan EB. Estudo da acessibilidade do canal radicular em molares primários humanos. J Oral Sci 2008 Mar; 50(1) :69-74.

5. Jaju S, Jaju PP.Newer root canal irrigants in horizon: a review. Int J Dent Epub 2011;Nov30.

6. Haapaslo M, Endal U, Zandi H, Coil JM. Erradicação da infeção endodôntica por instrumentação e soluções de irrigação. Endodontic Topics 2005;10(1):77-102.

7. Cobankara FK, Adanr N, Belli S. Avaliação da influência da smear layer na capacidade de selamento apical e coronal de dois selantes. J Endod. 2004;30:406-9.

8. Waltimo TM, Orstavik D, Siren EK, Haapasalo MP. Invitro susceptibility of Candida albicans to four disinfectants and their combinations. Int Endod J 1999: 32: 421-429.

9. Spangberg L, Engstrom B, Langeland K. Efeitos biológicos dos materiais dentários. Toxicidade e efeito antimicrobiano dos anti-sépticos endodônticos in vitro. Oral Surg Oral Med Oral Pathol 1973: 36: 856-871.

10. McComb D, Smith DC, Beagrie GS. Os resultados da instrumentação quimomecânica

endodôntica in vivo: um estudo de microscopia eletrónica de varrimento. J Br Endod Soc 1976: 9: 11-18.

11. Pashley EL, Birdsong NL, Bowman K, Pashley DH. Cytotoxic effects of NaOCl on vital tissue (Efeitos citotóxicos do NaOCl nos tecidos vitais). J Endod 1985:11:525-528.

12. Russell AD. Atividade dos biocidas contra as micobactérias. J Appl Bacteriol Symp 1996: 81(Suppl): 87S-101S.

13. Shaker LA, Dancer BN, Russell AD, Furr JR. Emergência e desenvolvimento de resistência à clorexidina durante a esporulação de Bacillus subtilis 168. FEMS Microbiol Lett 1988: 51: 73- 76.

14. Torabinejad M, Handysides R, Khademi A, Bakland LK. Implicações clínicas da smear layer em endodontia: Uma revisão. Oral Surg Oral Med Oral Path Oral Radiol Endod 2002;9:658-66.

15. Johnson WT, Noblett WC. Limpeza e modelação em: Endodontia: Principles and Practice.4th ed. Saunders, Philadelphia; PA, 2009.

16. Torabinejad M, Khademi AA, Babagoli J, Cho Y, Johnson WB, Bozhilov K, et al. Uma nova solução para a remoção da camada de esfregaço. J Endod 2003:29;170-5. 54.

17. Newberry BM, Shabahang S, Johnson N, Aprecio RM, Torabinejad M. O efeito antimicrobiano do MTAD biopuro em oito estirpes de Enterococcus faecalis: uma investigação in vitro. J Endod 2007;33:1352- 1354.

18. Torabinejad M, Cho Y, Khademi AA, Bakland LK, Shabahang S. The effect of various concentrations of sodium hypochlorite on the ability of MTAD to remove the smear layer. J Endod 2003: 29: 233-239.

19. Srikumar GPV, Sekhar KS, Nischith KG. Mistura de ácido cítrico de tetraciclina e detergente - um irrigante de canal radicular - Uma revisão. J de biologia oral e investigação craniofacial 3.2013 (31-35).

20. Mcdonnell G, Russell D. Antiseptics and disinfectants: activity, action, and resistance (Antisépticos e desinfectantes: atividade, ação e resistência). Clin Microbiol Rev 1999: 12: 147-179.

21. Ballal NV, Kandian S, Mala K, Bhat KS. Comparação da eficácia do ácido maleico e do ácido etilenodiaminotetracético na remoção da smear layer do canal radicular humano instrumentado: Um estudo de microscopia eletrónica de varrimento. J Endod 2009;35:1573-6.

22. J.Prabhakar, M.Senthikumar, M.S.Priya et.al. Avaliação da eficácia antimicrobiana de alternativas à base de plantas (triphala e polifenóis de chá verde), MTAD e hipoclorito de sódio a 5% contra o biofilme de Enterococcus faecalis formado no substrato dentário: Um Estudo In Vitro. J Endod 2010;36:83- 86.

23. L. Jagadish, V.K. Anand kumar, V. Kaviyarasan. Efeito do Triphala na bio-filme dentária. Jornal Indiano de Ciência e Tecnologia. 2009;2:30-3.

24. Lahijani MS, Kateb HR, Heady R.O efeito do extrato de camomila alemã (Marticaria recutitia L.) e do óleo da árvore do chá (Melaleuca alternifolia L.) utilizados como irrigantes na remoção da camada de esfregaço: um estudo de microscopia eletrónica de varrimento. Int Endod J 2006;39:190-95.

25. Ferreira FA, Torres SA, da Silva R. Efeito antimicrobiano da própolis e de outras substâncias contra agentes patogénicos endodônticos selecionados. Oral Surg Oral Med Oral Pathol Oral Radiol

Endod 2007; 104:70916.

26. Shingare P, Chaugule V.Avaliação comparativa da atividade antimicrobiana do miswak, própolis, hipoclorito de sódio e irrigante do canal radicular através de cultura microbiana e quantificação de dentes decíduos cronicamente expostos. Germes 2003 junho;3(2):67.

27. Oncag O, Hosgor M, Hilmiogiu S, Zekioglu O, Eronat C, Burhanoglu D. Comparação dos efeitos antibacterianos e tóxicos de vários irrigantes dos canais radiculares. International Endodontic Journal. junho de 2003; 36(6): 423-432.

28. Brian D, Barnhart, Augustine Chuang, Jurandir J, Dalle Lucca, Steven Roberts, Frederick Liewehr, Anthony P. Joyce. Uma Avaliação In Vitro da Citotoxicidade de Vários Irrigantes Endodônticos em Fibroblastos Gengivais Humanos. agosto de 2005; 331(8): 613-615.

29. Dunavant TR, Regan JD, Glickman GN, Solomon ES, Honeyman AL. Comparative evaluation of endodontic irrigants against Enterococcus faecalis biofilms (Avaliação comparativa de irrigantes endodônticos contra biofilmes de Enterococcus faecalis). J Endod. 2006 Jun;32(6):527-31.

30. Sena NT, Gomes BP, Vianna ME, Berber VB, Zaia AA, Ferraz CC, Souza-Filho FJ. Atividade antimicrobiana in vitro do hipoclorito de sódio e da clorexidina contra biofilmes de uma única espécie selecionada. Int Endod J. 2006 Nov;39(11):878-85.

31. Trisha A, Liewehr FR, Hahn CL. The antimicrobial effect of MTAD, sodium hypochlorite, doxycycline, and citric acid on Enterococcus faecalis (O efeito antimicrobiano de MTAD, hipoclorito de sódio, doxiciclina e ácido cítrico em Enterococcus faecalis). J Endod. 2007 Jan;33(1):28-30.

32. Johal S, Baumgartner JC, Marshall JG. Comparação da eficácia antimicrobiana de 1,3%

NaOCl/BioPure MTAD com 5,25% NaOCl/15% EDTA para irrigação do canal radicular. J Endod. 2007 Jan;33(1):48-51. Errata em: J Endod. 2007 Feb;33(2):186. in vitro study of the effectiveness of intracanal irrigants on candida albicans on Bovine Root Dentin Infections: an In Vitro.

33. Radeva E, Indjov B, Vacheva R. Estudo in vitro da eficácia dos irrigantes intracanais na candida albicans. Jornal do IMAB - Processo Anual (Artigos Científicos) 2007, vol. 13, livro 2.

34. Mohammadi Z, Farhad AR, Ezoddini F. Antibacterial Substantivity of Three Concentrations of Doxycycline (Substantividade Antibacteriana de Três Concentrações de Doxiciclina). Dental Research Journal (Vol. 4, No. 1, primavera-verão 2007).

35. Khademi A, Usefien E, Mehboobe F. Tissue Dissolving Ability of Several Endodontic Irrigants on Bovine Pulp Tissue. Iran Endod J. 2007 Summer; 2(2): 65-68.

36. Hanan A Balto. O efeito do hipoclorito de sódio na eliminação de E. Faecalis utilizando instrumentação rotativa e irrigação ultra-sónica passiva intermitente. Saudi Dental Journal, Volume 20, No. 2, maio - agosto de 2008.

37. Shahrokh S, Joseph A, Mahmoud T. A Substituição da Clorexidina pela Doxiciclina no MTAD: A Eficácia Antibacteriana Contra uma Estirpe de Enterococcus faecalis. Journal of Endodontics Volume 34, Edição 3, março de 2008, Páginas 288-290.

38. Ahangari Z, Samiee M, Yolmeh MA, Eslami G. Atividade antimicrobiana de três irrigantes de canais radiculares em enterococcus faecalis: um estudo in vitro. Iran Endod J.2008 primavera;3(2):33-7.

39. Nosrat A, Bolhari B, Sharifian MR, Aligholi M, Mortazavi MS. O efeito do Carvacrol no

Enterococcus faecalis como irrigante final. Iran Endod J. 2009 Summer;4(3):96-100.

40. Prabhakar J, Senthilkumar M, Priya MS, Mahalakshmi K, Sehgal PK, Sukumaran VG. Avaliação da eficácia antimicrobiana de alternativas à base de plantas (Triphala e polifenóis do chá verde), MTAD e hipoclorito de sódio a 5% contra o biofilme de Enterococcus faecalis formado no substrato dentário: um estudo in vitro. J Endod. 2010 Jan;36(1):83-6.

41. Hariharan VS, Nandlal B, Srilatha KT. Eficácia de vários irrigantes de canais radiculares na remoção da smear layer nos canais radiculares primários após a instrumentação manual: Um estudo de microscopia eletrónica de varrimento. J Indian Soc Pedod Prev Dent. 2010 abril;28(4):271-277.

42. Nara A, Dhanu, Chandra P, Anandakrishna L, Dhananjaya. Avaliação comparativa da eficácia antimicrobiana de MTAD, 3% NaOCl e Própolis contra E Faecalis. Int J Clin Pediatr Dent. 2010 Jan-Abr;3(1):21-5.

43. Singhal P, Das UM, Vishwanathan D, Singhal A. Carisolv como irrigante endodôntico em dentes decíduos: Um estudo SEM. Indian J Dent Res 2012;23:120-1.

44. Stojicic S, Shen Y, Qian W, Johnson B, Haapasalo M. Capacidade antibacteriana e de remoção da camada de esfregaço de um novo irrigante, QMiX. Int Endod J. 2012 Abr;45(4):363-71.

45. Srikumar GP, Sekhar KS, Nischith KG. Mistura de ácido cítrico de tetraciclina e detergente - Um irrigante de canal radicular. Uma revisão. J Oral Biol Craniofac Res. 2013 Jan-Abr;3(1):31-5.

46. Gandi P, Vasireddi SR, Gurram SR, Darasani K. Avaliação da eficácia antibacteriana do Omeprazol com Hipoclorito de Sódio como Solução Irrigante Endodôntica - Um Estudo Invivo.J Int Oral Health. 2013 Apr;5(2):14-20.

47.   Goztas Z, Onat H, Tosun G, Sener Y, Hadimli HH. Efeito antimicrobiano da água ozonizada, hipoclorito de sódio e gluconato de clorexidina em canais radiculares de molares primários. Eur J Dent. 2014 Oct;8(4):469-74.

48.   Nascimento CA, Tanomaru-Filho M, Faria-Junior NB, Faria G, Guerreiro Tanomaru JM. Atividade antimicrobiana de irrigantes de canais radiculares associados à cetrimida contra Enterococcus faecalis biofilme e planctônico. J Contemp Dent Pract. 2014 Sep 1;15(5):603-7.

49.   P Neelkantan, C Q Cheng, R Mohanraj, P Sriraman, S Sharma. Atividade antibiofilme de três protocolos de irrigação activados por ultra-sons, laser de díodo ou laser Er:YAG in vitro. International Endodontic Journal. 2015 junho; 48(6):602-610.

50.   Christo JE, Zilm PS, Sullivan T, Cathro PR. Eficácia de baixas concentrações de hipoclorito de sódio e irrigação activada por laser de Er, Cr: YSGG ativado por laser contra um biofilme de Enterococcus faecalis. International Endodontic Journal. 2015 abril;53(1).

51.   Mohammadi Z. Efeitos dos irrigantes dos canais radiculares na forma planctónica de enterococcus faecalis: uma revisão. Niger J Med. 2015 Jul-Set;24(3):261-7.

52.   Wu Z, Guo XJ, Qiao F, Wu LG. [Actividades antibacterianas e antimicrobianas residuais de cinco irrigantes finais em canais radiculares infectados: um estudo comparativo in vitro]. Zhonghua Kou Qiang Yi Xue Za Zhi. 2016 Sep;51(9):532-7.

53.   S. De Meyer, M. A. Meire, T. Coenye, R. J. G. De Moor. Efeito da Irrigação Activada por Laser no Biofilme de um Canal Radicular Artificial. International Endodontic Journal. 2016 junho .

54.   Borzini L, Condô R, De Dominicis P, Casaglia A, Cerroni L. Irrigação do canal radicular:

Agentes químicos e extratos vegetais contra Enterococcus faecalis. Open Dent J. 2016 Dec 19;10:692-703.

55.   Babaji P, Jagtap K,Lau H, Bansal N, Thajuraj S, Sondhi P. Avaliação comparativa do efeito antimicrobiano de irrigantes de canais radiculares à base de plantas (Morinda citrifolia, Azadirachta indica, Aloe vera) com hipoclorito de sódio: Um estudo in vitro. J Int Soc Prev Community Dent. 2016 May-Jun; 6(3): 196-199.

56.   Reyhani M, Ghasemi N, Soroush-Barhaghi M, Amini M, Gholizadeh Y. Antimicrobial efficacy of different concentration of sodium hypochlorite on the biofilm of Enterococcus faecalis at different stages of development. J Clin Exp Dent. 2016 Dec 1;8(5):e480-e484.

57.   Kim SW, Shin DH. Efeito antibacteriano do urushiol em E. faecalis como irrigante do canal radicular. Restor Dent Endod. 2017 Feb;42(1):54-59.

58.   Dubey S, Saha SG, Rajkumar B, Dhole TK. Comparative antimicrobial efficacy of selected root canal irrigants on commonly isolated microorganisms in endodontic infection. Eur J Dent. 2017 Jan-Mar;11(1):12-16.

59.   Ando N, Hoshino E. Predominam os anaeróbios obrigatórios que invadem as camadas profundas da dentina do canal radicular. Int Endod J 1990;23:20-7.

60.   Prática Endodôntica de Grossman. 13th ed. Wolters Kluwer.

61.   Paudel KR, Jaiswal A, Parajuli U, Bajracharya M. Different pharmacological solutions in intracanal irrigation (Diferentes soluções farmacológicas na irrigação intracanal). Nepal Med Coll J. 2011 Jun;13(2):111-4.

62. Pecora JD, Sousa-Neto MD, Estrela C. Soluções irrigadoras auxiliares do preparo do canal radicular. In: Estrela C, Figueiredo JA. editores. Endodontia - Princípios biológicos e mecânicos. São Paulo: Artes Médicas; 1999. p. 552-69.

63. Stojicic S, Shen Y, Qian W, Johnson B, Haapasalo M. Capacidade antibacteriana e de remoção da camada de esfregaço de um novo irrigante, QMiX. Int Endod J. 2012 Abr;45(4):363-71.

64. Rasimick BJ, Nekich M, Hladek MM, Musikant BL, Deutsch AS. Interação entre o digluconato de clorexidina e o EDTA. J Endod 2008;34:1521-3. 61.

65. White RR, Hays GL, Janer LR. Atividade antimicrobiana residual após irrigação do canal com clorhexidina. J Endodod 1997;23:229-31.

66. Spratt DA, Pratten J, Wilson M, Gulabivala K .Uma avaliação in vitro da eficácia antimicrobiana de irrigantes em biofilmes de isolados de canais radiculares. Int Endod J 2001;34:300-7.

67. Clegg MS, Vertucci FJ, Walker C, Belanger M, Britto LR. O efeito da exposição a soluções irrigantes em biofilmes de dentina apical in vitro. J Endod 2006;32:434-7.o

68. Rosenthal S, Spangberg L, Safavi KE. Substância de clorexidina na dentina do canal radicular. Oral Surg Oral Med Oral Pathol Oral Radiol Endod 2004;98:488-92.

69. Calt S, Serpen A. Smear layer removal by EGTA.J ENdod. 2000; 26: 459-61.

70. Von Der Fehr FR, NygaardÖstby B. Efeito do EDTAC e do ácido sulfúrico na dentina do canal radicular. Oral Surg Oral Med Oral Pathol 1963;16:199-205. 47.

71. Mello I, Kammerer BA, Yoshimoto D. Influência da técnica de enxaguamento final na

capacidade do ácido etilenodiaminotetracético de remover a camada de esfregaço. J Endod 2010;36:512-514.

72. Hariharan VS, Nandlal B, Srilatha KT. Eficácia de vários irrigantes de canais radiculares na remoção da smear layer nos canais radiculares primários após instrumentação manual: um estudo de microscopia eletrónica de varrimento. J Indian Soc Pedod Prev Dent. 2010 Oct-Dec;28(4):271-7.

73. Heling I, Chandler MP. Efeitos antimicrobianos das combinações de irrigantes nos túbulos dentinários. Int Endod J 1998; 31: 814.

74. Siqueira JF Jr, Machado AG, Silveira RM, Lopes HP, de Uzeda M. Avaliação da eficácia do hipoclorito de sódio utilizado com três métodos de irrigação na eliminação do Enterococcus Faecalis do canal radicular, in vitro. Int Endod J 1997; 30: 279- 282.

75. Gutmann JL, Saunders WP, Nguyen L, Guo IY, Saunders EM. Preparação ultra-sónica da extremidade radicular. Análise SEM. Int Endod J 1994: 27: 318-324.

76. Tay Franklin R, Hiraishi N. Redução da substantividade antimicrobiana do MTAD após a irrigação inicial com hipoclorito de sódio. J Endod. 2006;32(10): 970-975.

77. Torabinejad M, Cho Y. Effect of various concentration of sodium hypochlorite on ability of MTAD to remove smear layer. J Endod.2003; 29(4):233-239.

78. Sen BH, Piskin B, Demirci T. Observação de bactérias e fungos em canais radiculares e túbulos dentinários infectados por SEM. Endod Dent Traum 1995;11:6-9.

79. Johnson R, Noblett WC. Limpeza e modelação em: Endodontia: Princípios e Prática. 4ª ed. 34.

80. Giardino L, Ambu E, Savoldi E, Rimondini R, Cassanelli C, Debbia EA. Avaliação

comparativa da eficácia antimicrobiana do hipoclorito de sódio, MTAD e tetraclean contra o biofilme de Enterococcus faecalis. J Endod 2007;33:852-5.

81. N. S. Soukos, P. S. Y. Chen, J. T. Morris et al., "Photodynamic therapy for endodontic disinfection," Journal of Endodontics, vol. 32, n.º 10, pp. 979-984, 2006.

82. A. M. Solovyeva e P. M. H. Dummer, "Cleaning effectiveness of root canal irrigation with electrochemically activated anolyte and catholyte solutions: a pilot study," International Endodontic Journal, vol. 33, no. 6, pp. 494-504, 2000.

83. Jaju S, Jaju P. Irrigantes para canais radiculares mais recentes no Horizon: A Review. Revista Internacional de Medicina Dentária. Volume 2011

84. K. C. Huth, M. Quirling, S. Maier e K. Kamereck, "Effectiveness of ozone against endodontopathogenic microorganisms in a root canal biofilm model," International Endodontic Journal, vol. 42, pp. 3-13, 2009.

85. Nagayoshi M, Kitamura C, Fukuizumi T, Nishihara T, Terashita M. Efeito antimicrobiano da água ozonizada nas bactérias que invadem os túbulos dentinários. J Endod. 2004;30:778-81.

86. R. S. Hems, K. Gulabivala, Y. L. Ng, D. Ready, e D. A. Spratt, "An in vitro evaluation of the ability of ozone to kill a strain of Enterococcus faecalis, "International Endodontic Journal, vol. 38, no. 1, pp. 22-29, 2005.

87. N. Z. Ibrahim e M. Abdullah, "Antimicrobial evaluation of sodium hypochlorite and ozonated water on E. faecalis biofilm," Annals of Dentistry, vol. 15, no. 1, pp. 20-26, 2008.

88. Cardoso MG, de Oliveira LD, Koga-Ito CY, Jorge AO. Eficácia da água ozonizada sobre

Candida albicans, Enterococcus faecalis e endotoxinas em canais radiculares. Oral Surg Oral Med Oral Pathol Oral Radiol Endod. 2008;105

89.   C.Estrela,C.R.A.Estrela,D.A.Decurcio,A.C.B.Hollanda, and J. A. Silva, "Antimicrobial efficacy of ozonated water, gaseous ozone, sodium hypochlorite and chlorhexidine in infected human root canals," International Endodontic Journal, vol. 40, no. 2, pp. 85-93, 2007.

90.   O. Raab, "Uber die Wirkung Fluoreszierender Stoffe auf Infusorien," Zeitschrift fur Biologie, vol. 39, pp. 524-546, 1900.

91.   N. S. Soukos, P. S. Y. Chen, J. T. Morris et al., "Photodynamic therapy for endodontic disinfection," Journal of Endodontics, vol. 32, n.º 10, pp. 979-984, 2006.

92.   C. S. Leticia, P. R. R. Brito, J. C. Machado de Oliveira et al., "Terapia fotodinâmica com dois fotossensibilizadores diferentes como complemento aos procedimentos de instrumentação/irrigação na promoção da redução intracanal de Enterococcus faecalis," Journal of Endodontics, vol. 36, no. 2, pp. 292-296, 2010.

93.   Kandaswamy D, Venketeshbabu N. Root canal irrigants. ournal of Conservative Dentistry | OctDec 2010 | Vol 13 | Issue 4.

94.   Verma M, Pandey R, Khanna R, Agarwal J. A eficácia antimicrobiana do extrato de própolis a 25% na irrigação do canal radicular de dentes decíduos. J Indian Soc Pedod Prev Dent 2014;32:120-4

95.   Kalyoncuoglu E, Gonulol N, Ozsezer Demiryurek E, Bodrumlu E. Effect of propolis as a root canal irrigant on bond strength to dentin. J Appl Biomater Funct Mater. 2015 Dec 18;13(4):e362-6.

96.   Ferreira FA, Torres SA, da Silva R. Efeito antimicrobiano da própolis e de outras substâncias contra agentes patogénicos endodônticos selecionados. Oral Surg Oral Med Oral Pathol Oral Radiol Endod 2007; 104:70916.

97.   Sleiman P, Khaled F. Sequência de Irrigação em Endodontia. Saúde Oral, maio de 2005.

98.   Baugh D, Wallace J. O papel da instrumentação apical no tratamento do canal radicular: Uma revisão da literatura. Journal of Endod: 2005 maio;40 (5).

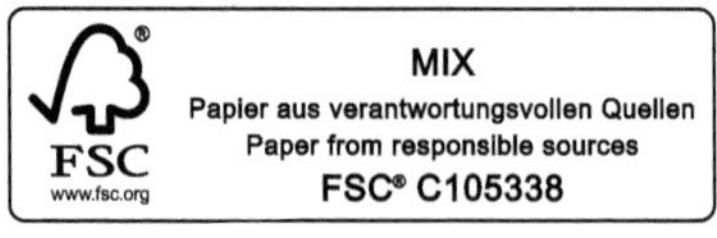

Printed by Books on Demand GmbH, Norderstedt / Germany